点阵激光瘢痕修复重建

临床思维与病例图谱

吕开阳——著

中国科学技术出版社

·北 京·

图书在版编目（CIP）数据

点阵激光瘢痕修复重建：临床思维与病例图谱 / 吕开阳著 . — 北京 : 中国科学技术出版社，
2022.9

ISBN 978-7-5046-9675-5

Ⅰ . ①点… Ⅱ . ①吕… Ⅲ . ①皮肤—美容术—激光手术 Ⅳ . ① R622 ② R751

中国版本图书馆 CIP 数据核字 (2022) 第 119886 号

策划编辑	丁亚红　焦健姿	
责任编辑	丁亚红	
文字编辑	吴知临　方金林	
装帧设计	佳木水轩	
责任印制	徐　飞	

出　　版	中国科学技术出版社
发　　行	中国科学技术出版社有限公司发行部
地　　址	北京市海淀区中关村南大街 16 号
邮　　编	100081
发行电话	010-62173865
传　　真	010-62179148
网　　址	http://www.cspbooks.com.cn

开　　本	889mm×1194mm　1/16
字　　数	319 千字
印　　张	18
版　　次	2022 年 9 月第 1 版
印　　次	2022 年 9 月第 1 次印刷
印　　刷	运河（唐山）印务有限公司
书　　号	ISBN 978-7-5046-9675-5 / R·2927
定　　价	298.00 元

内容提要

　　本书由上海交通大学医学院附属新华医院整形外科专家吕开阳撰写，根据其在烧伤、整形领域多年的理论和实践研究，尤其是瘢痕防治方面多年的实践和思考，总结、凝练地介绍了瘢痕和点阵激光方面的基础理论，提出了点阵激光对皮肤瘢痕修复重建作用的创新观点，并以理论总结和病例展示模式阐述了点阵激光在皮肤瘢痕治疗领域的具体应用策略。针对每个具体病例，作者都围绕点阵激光的应用策略，给予提纲挈领式的讲解，再以系列高清图片展示瘢痕的特征和发展过程，以及点阵激光的修复重建作用，相信每位读者都能从这些宝贵的病例图片中获得比文字更丰富的思考和收获。

　　烧伤、整形、皮肤科等瘢痕相关专业从业人员、各种原因导致的瘢痕患者，阅读本书必将极大增强对瘢痕的理解和防治的信心！

作者简介

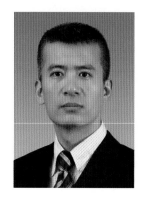

吕开阳

医学博士，副主任医师、副教授，上海交通大学医学院附属新华医院整形外科副主任。中国妇幼保健协会医疗美容专委会副主任委员及瘢痕医学学组组长，中国整形美容协会瘢痕医学专科分会委员，中国整形美容协会激光美容专科分会委员，上海市医学会烧伤外科专科分会委员，上海市医学会医学美学与美容专科分会委员，上海市医学会整形外科专科分会委员，上海市医师协会烧伤科分会委员，《中国临床瘢痕防治专家共识》专家组成员及执笔专家。长期从事瘢痕整形及医疗美容相关的临床和科研工作，主持国家自然科学基金青年科学基金项目、面上项目、上海市青年科技启明星计划等省部级以上课题4项，发表学术论文30余篇，报道了点阵激光手术可以改善大面积瘢痕患者的睡眠质量，学术观点和学术论文在 *JAMA*、*Pediatrics*、*Burns Trauma* 等学术期刊发表。

邮箱：lvkaiyang@hotmail.com

序

　　瘢痕是皮肤的良性纤维化状态，是烧创伤和外科手术后必然要面对的重要临床问题。瘢痕的临床防治一直受到烧伤、整形、皮肤和医疗美容等学科的重点关注。在生活中，患者常将术后瘢痕的防治效果与临床医生的技术水平相联系，可见瘢痕防治对患者和临床医生的重要意义。

　　随着我国瘢痕防治领域基础研究和临床治疗的持续发展，许多专家学者已经意识到，欧美学者编写的瘢痕共识或指南并不一定完全适合我国人群。近年来，我国学者陆续发表了一系列瘢痕领域专家共识和指南，对既往的临床证据和新的技术手段、技术方案进行了评估和总结。这对推动我国瘢痕领域学术进步，满足人民群众日益增长的瘢痕防治需求，起到了重要的促进作用。

　　吕开阳编撰的这本书，是在此大背景下进行的一种新技术和新理念的临床探索。编者将其在瘢痕修复重建方面的一些新思路与个人多年积累的病例相结合，以一系列高清图片的方式，展示了点阵激光技术的应用场景和应用方案，并在此基础上提出了瘢痕"微重建"的新理念，可为相关领域从业者提供一定的借鉴和思考。

　　我乐于向广大读者推荐本书，以促进更广泛的学术思想分享，推动学科的交流和发展。诚然，单个作者的经验和能力皆是有限的，应该诚恳地接受行业专家学者的批评和指导，如本书能促进行业的学术争鸣与进步，则更是本书之幸，作者之幸。

海军军医大学第一附属医院烧伤外科主任

中国工程院院士　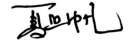

前　言

　　瘢痕是皮肤的良性纤维化疾病，多继发于烧创伤、手术后。与高加索人相比，亚洲和非洲有色人种更容易罹患此病，我国更是瘢痕高发的大国。近年来，我国学者相继发表了《中国临床瘢痕防治专家共识（2017 版）》《光电技术治疗皮肤创伤性瘢痕专家共识（2018 版）》《中国瘢痕疙瘩临床治疗推荐指南（2018 版）》《瘢痕早期治疗全国专家共识（2020 版）》等一系列专家共识和推荐指南，瘢痕领域的临床和学术发展日渐繁荣。

　　在日常的工作和交流中，我们欣喜地发现，越来越多的外科医务工作者开始重视手术切口设计、缝合质量和瘢痕早期防治；越来越多的烧伤、整形、皮肤专业医务工作者，关注整合应用现有技术以有效防治瘢痕，并持续进行探索和实践；越来越多的烧创伤和术后瘢痕患者，积极了解瘢痕防治方法和可能的治疗效果。这些问题对于瘢痕专业从业者而言，都有明确的答案，但是普及和传播的范围还不够深远。让更多的医务工作者了解瘢痕防治的基本理念，帮助更多的瘢痕患者树立信心、看到希望、解除痛苦，正是笔者编写本书的初衷。

　　如今人们对创面完美愈合和无瘢痕愈合的需求愈加强烈，一方面，这与人民群众生活水平日益提高，对美的追求日趋强烈有关；另一方面，也与确切有效的瘢痕干预技术的发明推广有关。不可否认，近 20 年来瘢痕相关光电技术的发展快速推动了瘢痕专业的发展，而其中作用最为突出的当属剥脱性 CO_2 点阵激光。剥脱性 CO_2 点阵激光是治疗瘢痕最有效的光电技术，这已成为全球业内共识。剥脱性 CO_2 点阵激光的临床应用使大量过去难以治疗的瘢痕得到了有效治疗，并使术后瘢痕的防治变得简单化和流程化。如何将这一新兴技术有效地整合入传统的瘢痕管理流程中，是当前亟须解决的新课题。

　　作为一名外科医生，笔者从 2013 年开始学习和应用剥脱性 CO_2 点阵激光治疗各类瘢痕。从最初的怀疑，到持续的观察和思考，再到逐渐树立信心，笔者终于可以说，这项技术与外科手术的联合应用，极大增强了瘢痕治疗的范围和效果。通过长期细致观察瘢痕对剥脱性 CO_2 点阵激光作用的反应，让笔者更加深刻地了解了瘢痕和点阵激光，并形成了一些经验性的认识。吾愿抛砖引玉，如实分享，敬请广大同行批评指正，以期为行业的发展贡献自己的绵薄之力。

本书具有以下特点。

• 重视瘢痕基础理论与临床实践的密切结合。单纯依靠专家共识和指南进行疾病诊治，经常面临可操作性不强的问题。本书将专家共识中的概念和理念与具体的病例评估及治疗思路相结合，用理论联系实际的实操情境模式来论述每个病例，相当于手把手地讲解，希望读者能从中获益。

• 重视剥脱性 CO_2 点阵激光技术在瘢痕防治中的应用。本书对瘢痕和激光基础理论的讲解并非面面俱到，而是以剥脱性 CO_2 点阵激光技术为着眼点来设计瘢痕和激光基础理论的讲解。在临床病例部分，以点阵激光为主线，结合常规的瘢痕防治技术进行治疗思路的讲解。具有一定瘢痕基础知识的读者，在阅读本书时能够较快获得启示和提高。

• 本书配有大量的精选病例高清图片，蕴含丰富信息。大部分图片都是经多次治疗、追踪多年的系列图片。展示图片的目的不单纯是为了证明治疗的有效性，更是希望读者在阅读系列图片时，细心观察和思考，从中获得比单纯文字阅读更多的信息，进而加深对瘢痕的认识。读者如能从本书展示的图片中形象地认识到瘢痕的发展规律，自然会在工作生活中自觉地采取合适的行动，提高瘢痕防治的意识和能力。

最后，我要感谢我所有的患者，是他们的信任让我有机会开展临床实践，并获得相关经验，从而得以反哺社会；我还要感谢我所有的领导、同道和家人，是他们的支持、指导和关爱，让我能够有机会、有时间专心完成本书的编写工作。由于编者工作范围有限，收录病例的种类及照片还不够丰富，书中的部分观点也是一家之言，诚恳地希望广大读者批评指导，笔者将在后续版本继续完善。

上海交通大学医学院附属新华医院整形外科　吕开阳

目　录

上篇　基础篇

下篇　临床病例篇

上篇　基础篇

第1章　瘢痕基础理论及思考

一、瘢痕的分类

瘢痕是各种皮肤损伤所引起的正常皮肤组织外观形态和组织病理学改变的统称，是人体创伤修复过程中必然的产物。在伤口愈合过程中，各种原因导致胶原的合成代谢与降解代谢之间的平衡被破坏即可形成瘢痕。瘢痕从外观和机体功能方面均可给患者带来心理和生理上的痛苦，严重者甚至影响患者自信心，使其产生自卑心理。

不同的瘢痕具有不同的临床表现和发展进程。瘢痕的类型与其防治干预和治疗策略密切相关。因此，了解瘢痕的分类是进行瘢痕干预的前提。瘢痕的分类方法在历年不同的中外文献中并不统一，本章仅介绍近年相对主流的观点。

（一）瘢痕的国际分类

2002 年及 2014 年，国际瘢痕管理顾问专家小组在 *Plastic and Reconstructive Surgery* 与 *Dermatologic Surgery* 期刊上分别发表了《国际临床瘢痕管理推荐意见》及《国际临床瘢痕管理推荐意见（更新版）》，在两版推荐意见中，专家小组将瘢痕分为成熟瘢痕、未成熟瘢痕、线性增生性瘢痕、广泛生长的增生性瘢痕、小瘢痕疙瘩、大瘢痕疙瘩六类。这种分类方法代表了西方瘢痕相关临床领域对瘢痕分类的认识。其优点为对临床常见的瘢痕类型进行了概括及描述，但是分类的标准和维度不统一，容易造成初学者及非专业者的概念混淆。

（二）瘢痕的中国分类

上海长海医院烧伤科夏照帆院士领衔的中国临床瘢痕防治专家共识制定小组于 2017 年在《中华损伤与修复杂志》发表了《中国临床瘢痕防治专家共识》。在该专家共识中，根据颜色、质地、感觉的不同，将瘢痕分为未成熟瘢痕和成熟瘢痕（图 1-1 和图 1-2）。未成熟瘢痕多指伤口愈合后的早期，瘢痕局部颜色发红、充血，表面可见扩张的毛细血管，厚度可达数毫米到数厘米，表面粗糙，质地较硬，弹性差，可存在瘙痒、疼痛等明显不适。大部分瘢痕生长具有一定的自限性，一般1 年左右，长者则需要数年可达到成熟期。成熟期瘢痕的表皮颜色与周围皮肤近似，表面不见扩张的毛细血管，厚度变薄，质地变软，疼痛、瘙痒不适症状消失，此时瘢痕称为成熟瘢痕。

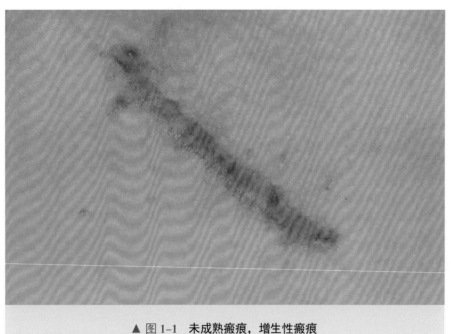

▲ 图 1-1 未成熟瘢痕，增生性瘢痕

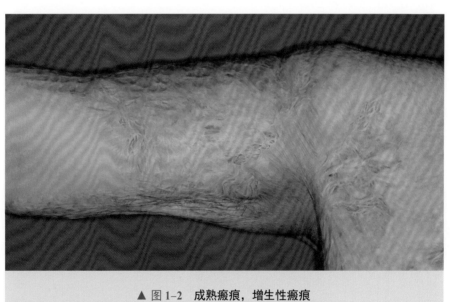

▲ 图 1-2 成熟瘢痕，增生性瘢痕

　　将未成熟瘢痕及成熟瘢痕理解为按照瘢痕分期进行的分类更容易理解，也更贴近于临床应用场景。临床医生常将未成熟瘢痕表述为瘢痕处于未成熟期，将成熟瘢痕表述为瘢痕处于成熟期。

　　《中国临床瘢痕防治专家共识》中根据解剖形态的不同，将瘢痕分为增生性瘢痕、瘢痕疙瘩（图1-3）、萎缩性瘢痕和瘢痕癌。增生性瘢痕是临床最为常见的瘢痕类型，可基于临床形态特点进一步细分。线性增生性瘢痕（如手术、外伤引起）和广泛生长的增生性瘢痕（如烧伤、创伤引起）是临床常见的亚类别。瘢痕疙瘩则是一种特殊类别的瘢痕，表现为高出正常皮肤表面、超出原始损伤范围、呈持续性生长的肿块，质地较硬，弹性较差，可伴有瘙痒或疼痛，具有治疗抵抗和治疗后高复发率的肿瘤类疾病的特征。2018年发表的《中国瘢痕疙瘩临床治疗推荐指南》中将瘢痕疙瘩按其发病机制进一步分为"炎症型"和"肿瘤型"两大类，前者通常以明显充血伴有痛痒症状为主要临床特征；后者以充血不显著、色暗和明显隆起的块状物，类似肿瘤为主要临床特征。萎缩性瘢痕临床上表现为皮肤凹陷，它是一种由皮肤胶原纤维缺失或皮下纤维挛缩诱发的皮肤萎缩，可见于痤疮感染、外伤之后，临床上最常见的萎缩性瘢痕就是"痘坑"（图1-4）。瘢痕癌则是发生于瘢痕皮肤且具有一定侵袭性的恶性肿瘤，

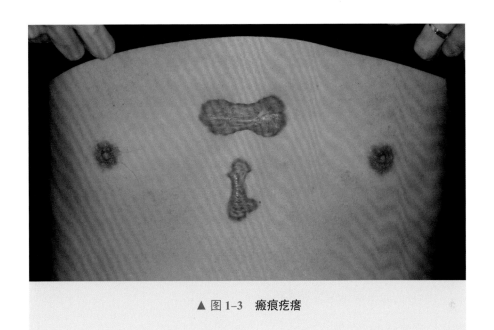

▲ 图1-3 瘢痕疙瘩

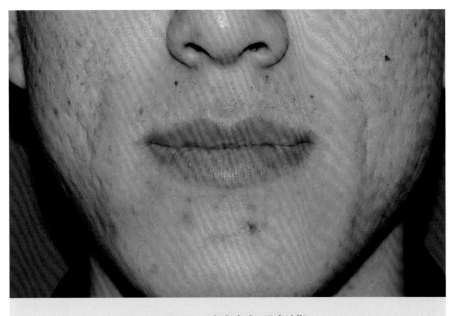

▲ 图1-4 痤疮瘢痕（"痘坑"）

亦称马乔林溃疡（Marjolin's ulcer）。烧伤所致的瘢痕癌在临床中最常见，在压疮、腿部溃疡等难愈性创面中也可见。其发病率估计占所有烧伤瘢痕的 1%～2%，它最常见的形式是鳞状细胞癌。

（三）瘢痕分类相关的概念辨析

除以上分类外，临床中常见其他非学术性的瘢痕分类，如桥状瘢痕、蹼状瘢痕、蝶状瘢痕、挛缩性瘢痕、不规则瘢痕等。这些根据外形进行分类的意义往往是为了临床工作中传递瘢痕的关键信息和快速描述瘢痕的特点，例如，蹼状瘢痕表达的意思是瘢痕外形类似蹼状，可能伴有周围皮肤的牵拉和功能障碍；挛缩性瘢痕表达的意思是瘢痕增生对周围皮肤组织造成牵拉，限制了关节的活动，导致关节功能障碍。但是上述瘢痕名称表达的意思多不够精准和清楚，并不体现瘢痕的本质，在学术交流中不能有效的传递瘢痕信息，建议在学术领域逐渐减少应用，以免造成瘢痕分类的混淆。用学术化的瘢痕分类来描述瘢痕有助于精准的传递瘢痕信息，比如，前述的挛缩性瘢痕可以学术化表述为"未成熟（或成熟）的线性增生性瘢痕，伴关节功能障碍"。这样的描述可以更加有效的传递信息，避免信息的遗漏。

在一些场景和文献中，不时有普通瘢痕和病理性瘢痕的提法。其中普通瘢痕多指临床表现为组织扁平，颜色、质地接近正常皮肤，一般不影响功能，多数在美观上影响较大的瘢痕；病理性瘢痕主要指增生性瘢痕和瘢痕疙瘩。笔者认为这种分类也不够严谨，因为所有类型的瘢痕都是病理过程的结果，不存在不是病理性瘢痕的瘢痕。根据《中国临床瘢痕防治专家共识》的分类逻辑，所谓普通瘢痕应该是指各种不影响功能、主要影响美观的成熟瘢痕，希望读者明确。从学术角度分析，没有普通瘢痕之说，而所有的瘢痕都是病理性瘢痕。

（四）点阵激光与瘢痕分类的关系

在各类瘢痕当中，瘢痕高风险人群的未成熟瘢痕应该在创面愈合之初就接受点阵激光治疗，配合压力、外用药、硅酮类药物等措施的组合，而不应该等瘢痕明显增生再进行治疗。成熟瘢痕接受点阵激光治疗仍然可以降低瘢痕厚度、改善瘢痕表面纹理、改善瘢痕外观。萎缩性瘢痕中的痤疮凹陷性瘢痕对点阵激光治疗反应非常好，较多的文献证实其治疗效果肯定。点阵激光对瘢痕疙瘩的治疗效果不稳定，较小的瘢痕疙瘩应用点阵激光时可以配合激素和放疗药物，起到不错的治疗效果；大型的瘢痕疙瘩，目前认为单纯点阵激光治疗基本无效，可以在手术、放疗后，配合定期的点阵激光，预防复发。

二、瘢痕的评估

有效的瘢痕评估是正确制订临床治疗方案的前提。在瘢痕治疗过程中，定期的瘢痕评估，是评价治疗效果的必要手段，没有瘢痕评估就没有治疗方案的制订和治疗效果的评估。

狭义的瘢痕的评估主要是指对瘢痕形态外观的评估，广义的瘢痕的评估还包括对瘢痕导致的感觉异常（疼痛、瘙痒）、肢体功能障碍、睡眠质量和心理状态的评估。

（一）瘢痕评估量表

瘢痕评估量表是瘢痕形态外观评估的主要学术工具，常用的包括温哥华瘢痕量表（Vancouver scar scale，VSS）、视觉模拟量表（visual analogue scale，VAS）和患者与观察者瘢痕评价方法量表（patient and observer scar assessment scale，POSAS）。

1.温哥华瘢痕量表

VSS 是目前国际上较为通用的瘢痕评定方法，广泛应用于烧伤瘢痕的评定。VSS 主要从色泽、厚度、血管分布和柔软度 4 个指标对瘢痕进行评估，具体内容见表 1-1。

该量表不需要借助特殊的设备，仅依靠测试者的肉眼观察，徒手触诊患者瘢痕，具有操作简单、内容较全面的特点，在国外广泛应用于烧伤后增生性瘢痕的评估。

表 1-1 温哥华瘢痕量表

参 数	内 容	分值（分）
色泽	色泽与正常皮肤近似	0
	色泽较浅	1
	混合色泽	2
	色泽较深	3
厚度	正常	0
	＜1mm	1
	≥1mm 且≤3mm	2
	＞3mm 且≤4mm	3
	＞4mm	4
血管分布	瘢痕红润程度与正常皮肤近似	0
	肤色偏粉红	1
	肤色偏红	2
	肤色呈紫色	3
柔软度	正常	0
	柔软（最小压力能使皮肤变形）	1
	柔顺（在压力下能变形）	2
	质硬（呈块状，不能变形，有对抗阻力）	3
	弯曲（呈绳状，伸展时会退缩）	4
	挛缩（永久性短缩导致残废与畸形）	5

2. 视觉模拟量表

视觉模拟评分具体的做法是：在尺子上面划一条 10cm 的标记横线，横线的一端为标记为 "0"，表示评价最好；另一端标记为 "10"，表示评价最差；中间数值部分表示不同程度的恢复及疗效。让评估者根据自我判断在 0~10 标记横线上划一记号，用以表示对被评价变量的评估分数。该方法可用于多种临床情景的评估，如疼痛、瘙痒、满意度、疾病的某种症状严重程度等。

瘢痕视觉模拟量表（visual analogue scale，VAS）是基于图像或照片的评分体系，可以针对瘢痕总体进行评分，也可以针对血液供应、色素沉着、患者可接受性、观察者的舒适度、外形等不同维度分别进行评分，将各项评分相加得出总分。分数越高，瘢痕越严重。该量表表现出对观察者的高度依赖性，具有中等可信度。

3. 患者与观察者瘢痕评估量表

POSAS 包括观察者评估量表和患者评估量表（表 1-2 和表 1-3）。观察者量表的 6 项评分内容为血管分布、色泽、厚度、表面粗糙程度、柔软度和表面积。患者量表的 6 项评分内容为疼痛程度、瘙痒程度、颜色、厚度、柔软度和自我观感。POSAS 的主要优势在于纳入患者自评项目。POSAS 在近年来被应用于创伤修复过程中的瘢痕评估，是唯一考虑疼痛和瘙痒主观症状的量表，但与其他量表一样，它也缺乏关于疼痛或瘙痒是否会影响生活质量的功能测量。

（二）医学摄影

医学临床摄影是一种相对客观的瘢痕评估方法，在瘢痕诊疗工作中占有特殊地位，对系列评估、持续护理、出版和教学都很重要。患者或其家人拍摄的图像也可能记录瘢痕的进展。在当今的医疗环境中，适当的文件记录，包括高质量的照片，对医患双方至关重要。瘢痕摄影的缺点是缺乏对瘢痕高度、体积和软硬度的体现，对颜色、面积等单纯外观特点的描述是相对客观的。

表 1-2 观察者评估量表

参数	1= 正常皮肤									10= 最差情况
	1	2	3	4	5	6	7	8	9	10
血管分布										
色泽										
厚度										
粗糙度										
柔软度										
表面积										
总体评价										

表 1-3 　患者评估量表

	1= 否，完全没有 ───────────────────► 10= 是，完全如此									
	1	2	3	4	5	6	7	8	9	10
过去几周，瘢痕是否疼痛？										
过去几周，瘢痕是否瘙痒？										
	1= 否，与正常无异 ───────────────────► 10= 是，差异很大									
	1	2	3	4	5	6	7	8	9	10
瘢痕颜色是否与你的正常皮肤存在差异？										
瘢痕硬度是否与你的正常皮肤存在差异？										
瘢痕厚度是否与你的正常皮肤存在差异？										
瘢痕是否较你的正常皮肤更为不规则？										
	1= 与正常无异 ───────────────────► 10= 差异很大									
	1	2	3	4	5	6	7	8	9	10
相比于正常皮肤，你对瘢痕的总体评价										

由非专业医学摄影工具，比如广泛使用的手机、非微距镜头的数码相机拍摄的照片，由于光照条件及相机参数不易控制、图像易畸变失真等原因，只能用于病情的粗略评估，很难用于教学和出版。2018 年有学术研究证实，手机自拍可使目标区域扩大 30%。

基于单反数码相机的摄影系统，可以排除以上缺点，获得高质量的数码照片。该种拍照系统一般由单反数码机身、微距镜头、环形闪光灯、电脑主机及相应的数码处理软件组成，如有专门的摄影室和补光灯则更优。通过这样的配置，可以实现通过数码相机按照标准体位摄影，同时通过数据线将数码照片导入电脑软件系统，在电脑上查看拍摄照片的质量。在电脑上检查拍摄照片质量的优势是比在相机屏幕上拥有更高的分辨率和屏幕面积，更有利于即刻检查数码照片是否对焦准确及曝光充分，关键兴趣点是否符合拍摄要求。如果拍摄时只在相机屏幕上检查照片质量，经常不容易发现照片的缺点，造成照片关键信息的缺失。

适当的曝光和精确的对焦是任何摄影的两个最重要的因素。本节不对摄影的技术问题过多涉及，读者可以参阅摄影的相关书籍。关于基于单反数码相机的摄影系统，笔者使用的是如下配置，供读者参考：尼康 D7000 数码单反机身，尼康微距镜头 AF-S Micro NIKKOR 60mm f 2.8G ED，美科 MK-14EXT-N 环形闪光灯，电脑系统为 Microsoft Windows 7，图片管理软件为 Adobe Photoshop Lightroom 4。相机机身用 USB 数据线与电脑主机相连接，在相机拍照时，可以即时将照片传导到电脑中，在 Adobe Photoshop Lightroom 4 中精确地确认数码照片质量，可以通过观察目标区域皮肤或者瘢痕表面的纹理或者毛发是否清楚，来确认是否对焦准确。读者可以根据以上软硬件组合，与时俱进的配置适合自己使用习惯的摄影系统。

（三）瘢痕客观评价

除各种评估量表外，还有一些客观方法能够从某一方面对瘢痕进行评定，如瘢痕色素测定、瘢痕硬度检测、瘢痕厚度、弹性测定等。这些检测方法仅能测量瘢痕的某一方面，并且操作较复杂，因此临床应用较少，多用于临床研究中。

色度计（chromameter）、皮肤分光计（dermaspectrometer）、皮肤黑色素和血红素测试仪（mexameter）、三色色度计（tristimulus colorimeter）可用于瘢痕颜色和色素的客观测量。硬度计可以测量瘢痕硬度。超声波和高分辨率的核磁共振可以定量测定皮肤和瘢痕厚度。皮肤弹性测试仪（cutometer）可以测量皮肤和瘢痕组织弹性。

（四）瘢痕评估临床应用现状

世界范围内，新的瘢痕评价方法工具不断出现并得到应用，但 VSS、VAS、POSAS 瘢痕评价量表目前仍是接受范围最广的评价工具。需要注意的是当前量表主观判断参数所占权重偏大，临床应用存在短期精细评价方法受限、长期判断一致性不足等问题。瘢痕客观测量设备的发展和推广，有助于精确评价瘢痕技术的应用，但目前该类仪器设备较贵且应用复杂，限制了其广泛应用。因此，目前临床上仍以数码照片结合各种量表的应用为主要瘢痕评估方法。

（五）点阵激光瘢痕治疗时的瘢痕评估

点阵激光对增生性瘢痕的治疗效果是多维度的，包括皮肤纹理、充血状态、瘢痕厚度、柔软度、硬度、疼痛、瘙痒、功能障碍等方面，也有报道点阵激光治疗能够改善瘢痕患者的睡眠质量。这提示我们在对点阵激光治疗效果进行评估时，要采取合适的工具，多维度的评估。

点阵激光治疗瘢痕的特点是需要多次、定期的治疗。在治疗过程中，瘢痕也可能随着治疗而逐渐增生加重。因此，每次治疗前瘢痕的数码拍照，并与历次治疗分析比较瘢痕的生长趋势，具有重要的意义。医生要根据瘢痕的生长趋势分析治疗效果的原因，思考是否要增加其他的合并治疗手段，根据瘢痕变化来定期修改治疗方案。

三、瘢痕的风险分层

近年来，国内学者对不同瘢痕之间的生长趋势和对治疗反应的差异性逐渐认识深刻，在学术方面将之表述为瘢痕的风险分层，其基本理念可以简单表述为：并不是所有的瘢痕都有相同的增生趋势，也不是所有瘢痕防治难度都类似；有一些瘢痕的增生趋势比较不剧烈，相对容易防治；有一些有特殊危险因素的瘢痕相对容易增生，并且对很多防治干预措施反应不灵敏，需要多种手段和更长久的干预，才能达到稳定成熟。

（一）瘢痕风险分层的基本概念及方法

2017年《中国临床瘢痕防治专家共识》中指出，女性、年龄较小、伤口或创口较深、全层损伤、创伤或烧伤面积较大、张力部位、愈合时间较长（3周以上）、酸烧伤、反复破溃、感染，以及多次手术、网状植皮、术后感染、既往不合理治疗等医源性因素，均是有文献证实的瘢痕危险因素。《中国临床瘢痕防治专家共识》专家小组成员一致认为，既往存在瘢痕，或接受术后瘢痕发生率高的手术，如胸、颈部手术，或存在瘢痕家族史，或合并≥1种以上上述危险因素（除性别和年龄因素）的个体可视为瘢痕形成高风险患者。既往不存在病理性瘢痕，未接受胸、颈部手术，无瘢痕家族史，且不存在上述除性别和年龄以外的危险因素的个体可视为瘢痕形成低风险患者。介于两者之间的，则视为瘢痕形成中风险患者。

除上述的基于危险因素的评估方法之外，在临床工作中，还有一种更加简单有效的瘢痕的风险分层方法，即现状评估法。当患者在就诊时，如果已经长出了明显的增生性瘢痕，那就可以认为该患者为瘢痕形成高风险患者。这一评估方法符合前述的"既往存在瘢痕"这一特征，只不过"既往"的时间距离现在更近了。现状评估法的意义在于能够明确认识到该患者瘢痕增生的风险较高，如果瘢痕尚处于未成熟期，需要早期积极进行干预，避免意识不到瘢痕增生的高风险，延误瘢痕的积极治疗，造成不良后果。

在瘢痕增生的危险因素当中，医源性因素占有相对大的比重。这提示医务工作者，要重视医源性因素对瘢痕防治的重要影响，只有全体而不是单独烧伤整形专业医务工作者明白这个道理，才会在手术当中提高瘢痕防治理念，注意手术操作相关的瘢痕预防措施，包括无菌原则、无（微）创技术、无张力、无异物、无死腔、手术时机合适及手术方法得当。

（二）瘢痕风险分层相关概念辨析

在临床工作中，我们也要注意分别"瘢痕形成高风险患者"与"高风险瘢痕"的概念区别。"瘢痕形成高风险患者"主要是对患者既往和现状的瘢痕形成风险的评估，目的是术前或者瘢痕明显形成前评估本次瘢痕增生的概率，意义是便于提前制订围术期瘢痕相关的防控策略；临床中常谈及的"高风险瘢痕"是针对目前已经存在的瘢痕的增生概率的评估，意即"增生风险高的瘢痕"，其意义是意识到目前存在的瘢痕的增生概率较大，提示医患双方要重视此瘢痕的早期防治策略的制订。两个概念既有相互联系的部分，也有显著差异的部分，具有"高风险瘢痕"的患者，都可以被认为是"瘢痕形成高风险患者"，"瘢痕形成高风险患者"的瘢痕不一定都是"高风险瘢痕"。比如，既往的由于创面感染导致瘢痕增生而被评估为"瘢痕形成高风险患者"，在未来的手术当中，如果能够避免所有的医源性瘢痕危险因素，完全有可能不再产生"高风险瘢痕"。

需要指出的是，从更长的历史阶段来看，瘢痕危险因素一定不止以上所述这些因素，理论上经过严格的临床研究证实的与促进瘢痕增生相关的因素，都可能在未来增加入瘢痕危险因素的名单；从瘢痕增生机理来推断，所有增加伤口损伤、增加愈合时间和增加伤口张力的因素都有可能被证实为瘢痕的风险因素。要以动态的、发展的观点来看待瘢痕增生的危险因素。

（三）不存在"瘢痕体质"的人

民间或者非瘢痕专业临床工作者经常用"瘢痕体质"来指代患者具有伤后或者术后的瘢痕高易感性。在医学教材及文献当中，并没有"瘢痕体质"的严格定义，"瘢痕体质"一般被用来形容个体在受伤或者手术后瘢痕增生的概率较大，也常被非瘢痕专业背景的医生或者非医疗人员用来暗示患者的瘢痕增生倾向是不可防治的，并且受到任何外伤或者手术都会导致严重的瘢痕增生。学术界的共识是真正的"瘢痕体质"的人是不存在的，所有的瘢痕都是可防可治的。而"瘢痕疙瘩体质"可能存在，也可能不存在，尚需进一步的研究证实。

"瘢痕体质"概念的传播和应用至少有 2 个危害：①由于"瘢痕体质"暗示的瘢痕增生不可防治的思路，会导致一些应该接受外科手术治疗的患者，因为担心术后瘢痕增生而耽误了手术时机；②某些非瘢痕专业的医生由于对瘢痕体质的错误理解，会导致他们放弃在围术期进行瘢痕防治的一些设计和操作，比如重视手术切口的设计、轻柔操作、采取锋利的手术刀、注意多层减张缝合、注意早期拆线和术后无菌换药、促进伤口早期愈合、指导患者早期开始防瘢痕治疗等。以上两种危害都不利于患者的瘢痕管理。

瘢痕风险分层的理论已经很好的以相对明确的方式体现了瘢痕增生的易感性，现实的看，短期内不可能停止"瘢痕体质"这一名词的传播和应用，笔者建议非瘢痕专业的医疗人士或者非医疗人员在理解"瘢痕体质"概念的时候，与瘢痕风险分层理论建立联系，这样才能传播"不存在无法防治的瘢痕、瘢痕可防可治"的正确理念，造福广大瘢痕相关患者。

（四）瘢痕风险分层理论对点阵激光治疗的意义

瘢痕风险分层理论对点阵激光治疗的意义在于，对那些已经明确评估为高风险人群的高风险瘢痕，比如张力部位的手术，大面积的深度烧伤，发生术后感染、延迟愈合的切口，应该在创面愈合之初就开始点阵激光，而不是等到明显看到瘢痕增生才开始点阵激光治疗。预见到瘢痕较高的增生概率，提前给予点阵激光干预，体现了瘢痕风险分层理论对瘢痕治疗的指导作用。

四、瘢痕的防治策略

瘢痕防治策略中最重要的理念就是，基于瘢痕风险分层，给予不同增生趋势的瘢痕以相应的防治方案。

2017 版《中国临床瘢痕防治专家共识》中，已经按照瘢痕风险分层，给予不同的预防和治疗推荐意见，建议读者详细阅读《中国临床瘢痕防治专家共识》，此处不多赘述。这里我们主要从策略层次厘清瘢痕防治的逻辑思路。

瘢痕预防并不是手术之后才需要考虑的事情，瘢痕的预防包括瘢痕形成前的预防和瘢痕形成期的预防。

形成前的预防主要是从手术操作和创面处理两方面着手。

手术操作相关的主要预防措施为无菌原则、无（微）创技术、无张力、无异物、无死腔、手术时机合适及手术方法得当。优化创面处理，预防瘢痕形成的重点在于预防和控制感染，给创面愈合创造良好的条件，尽早封闭创面。

创面愈合后，瘢痕进入形成期，此时采取一些措施对瘢痕的生长仍会有一定的抑制作用，可降低瘢痕形成的程度，减少瘢痕对机体造成的危害。主要方法有压力治疗、药物疗法、光电技术疗法和功能康复综合疗法，需评估患者瘢痕形成风险，进一步选择不同预防措施。

意识到瘢痕的防治是围术期的全流程干预的重要意义在于，提醒医患双方重视术前、术中的瘢痕防治，而不是单独注意术后的瘢痕防治。如果没有注意术前术中的瘢痕防治细节，单独注重术后的瘢痕防治，经常达不到完美的瘢痕防治效果。只有注意了围术期的全流程瘢痕防治，才有可能达到完美的瘢痕防治效果。

在瘢痕的防治策略当中，剥脱性点阵激光具有重要的意义。在预防方面，对于大面积烧伤患者和充血严重的高风险瘢痕，建议尽早开始定期应用剥脱性点阵激光，以预防瘢痕增生。在治疗方面，手术或外伤引起的线性增生性瘢痕或者烧伤后增生性瘢痕的增生期和成熟期，剥脱性点阵激光都是有效的治疗手段。由于剥脱性 CO_2 点阵激光效果优于剥脱性钕点阵激光，编者的建议是：在高风险瘢痕的增生期和成熟期，在诸多光电技术当中，优先选择剥脱性 CO_2 点阵激光来进行瘢痕的预防和治疗。

参考文献

[1] Thomas A Mustoe, Rodney D Cooter, Michael H Gold, et al. International Advisory Panel on Scar Management. International clinical recommendations on scar management. Plast Reconstr Surg, 2002, 110(2):560–571.

[2] Michael H Gold, Brian Berman, Matteo Tretti Clementoni, et al. pdated international clinical recommendations on scar management: part 1--evaluating the evidence. Dermatol Surg, 2014, 40(8):817–824.

[3] Seago M, Shumaker PR, Spring LK, et al. Laser Treatment of Traumatic Scars and Contractures: 2020 International Consensus Recommendations. Lasers Surg Med, 2020, 52(2):96–116.

[4] 中国临床瘢痕防治专家共识制定小组 . 中国临床瘢痕防治专家共识 [J/CD]. 中华损伤与修复杂志（电子版），2017,12(6): 401–408.

[5] 中国整形美容协会瘢痕医学分会 . 瘢痕早期治疗全国专家共识 (2020 版). 中华烧伤杂志 , 2021, 37(2):113–125.

[6] 中国整形美容协会瘢痕医学分会常务委员会专家组 . 中国瘢痕疙瘩临床治疗推荐指南 . 中国美容整形外科杂志 ,2018, 29(5): 前插 3– 前插 14.

[7] Lv K, Liu H, Xu H, et al. Ablative fractional CO_2 laser surgery improving sleep quality, pain and pruritus in adult hypertrophic scar patients: a prospective cohort study. Burns & Trauma, 2021, 9:tkab023.

[8] Regina Fearmonti, Jennifer Bond, Detlev Erdmann, et al. A review of scar scales and scar measuring devices. Eplasty, 2010,10:e43.

[9] Brittany Ward, Max Ward, Ohad Fried, et al. Nasal Distortion in Short-Distance Photographs: The Selfie Effect. JAMA Facial Plast Surg, 2018, 20(4):333–335.

[10] Truong K, Prasidha I, Wain T. A systematic review of randomised controlled trials investigating laser assisted drug delivery for the treatment of keloid and hypertrophic scars. Lasers Med Sci, 2022,37(1):47–59.

第2章 点阵激光技术理论及应用策略

　　点阵激光技术是依据"选择性光热分解理论"和"局灶性光热作用原理"，利用激光热效应造成点阵状的组织气化，进行皮肤或瘢痕组织修复重建的微创激光治疗方法，最先由 R. Rox Anderson 和 Dieter Manstein 于 2004 年提出。临床上的点阵激光技术包括非剥脱性点阵激光、剥脱性铒点阵激光和剥脱性 CO_2 点阵激光（ablative fractional CO_2 laser，AFCL），目前学术界已经明确，对瘢痕治疗作用最有效的是剥脱性 CO_2 点阵激光，本文后续内容中如无特殊说明，点阵激光主要指剥脱性 CO_2 点阵激光。

　　点阵激光能够引导热能作用于靶组织，在其中产生很多大小一致、排列均匀的三维柱状热损伤带或热凝固带（图 2-1 c），即微热损伤区（microscopic treatment zone，MTZ），MTZ 可以诱导周围皮肤迅速修复损伤。剥脱性 CO_2 点阵激光（后文简称为点阵激光）波长为 10 600nm，其靶组织为水，而人体皮肤包含约 70% 的水，因此 CO_2 点阵激光能量能被皮肤和瘢痕组织迅速吸收，穿透力强，产生的激光孔洞（图 2-1 a 和 b）能够辅助药物输送，激光的光热效应与生物刺激效应可促进成纤维细胞凋亡，诱导胶原蛋白和弹性蛋白重塑，达到修复病损的目的，临床疗效显著，在瘢痕的治疗中起着越来越重要的作用。

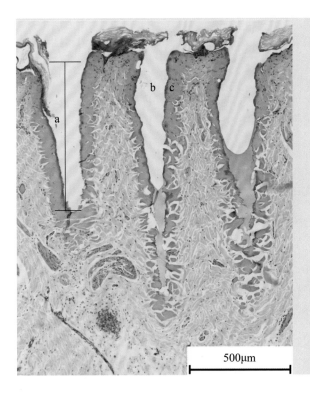

◀ 图 2-1　剥脱性 CO_2 点阵激光皮肤治疗的病理图片
a. 点阵激光孔洞深度；b. 激光孔洞（气化区）；c. 热凝固带

500μm

一、点阵激光治疗参数设置

目前国内市场上的剥脱性 CO_2 点阵激光设备品牌众多，不同品牌的设备具有不同操作界面和操作逻辑，其共同的治疗过程和思路是局部麻醉，清洁、消毒、干燥治疗区域，设置点阵激光光束的能量、点阵激光光斑的密度、形状和大小，然后将治疗手具垂直于皮肤表面在治疗区域按照一定顺序移动光斑，击发治疗，重复移动光斑的治疗程序直至全部区域治疗完毕，术后创面处理。

以 Lumenis 公司的点阵激光设备为例，关键参数含义及设置原则如下。

（一）能量

指点阵激光单个光束的能量值，一般以毫焦（mJ）为单位。能量越大，穿透组织的厚度越厚。能量设定的原则是尽量穿至瘢痕底部，而不要穿透瘢痕。同时能量设定要与光斑密度结合考虑，高能量时，使用低密度更加安全；低能量时，可以适当提高光斑密度。Lumenis 公司 UltraPulse 超脉冲点阵王配备 Microscanner 手具有 DEEP FX 和 SCAAR FX 两个模式，其中 DEEP FX 模式能量范围为 2.5～50mJ，SCAAR FX 模式能量范围为 60～150mJ。该设备的单束激光直径约为 120μm；脉冲宽度约为 250μs；最大消融深度约为 3.5mm；在 50mJ 的脉冲能量设置下，约 80μm 的热凝固带厚度。

能量设定与穿透组织的深度大概关系见表 2-1。

表 2-1　DEEP FX 及 SCAAR FX 模式能量设定与穿透组织深度的关系

DEEP FX		SCAAR FX	
能量（mJ）	深度（μm）	能量（mJ）	深度（μm）
5	150	60	1800
10	300	80	2300
20	600	100	2750
30	900	130	3150
40	1200	150	3500
50	1500		

在设定点阵激光能量时，需要首先用触摸、超声或者经验估计瘢痕的厚度，然后根据上述表中穿透组织深度（即瘢痕厚度）与激光能量的关系，估计出能量设定值。

需要注意的是，对剥脱性 CO_2 点阵激光而言，不同厂家的设备，即使能量设定值相同，也可能穿透组织的厚度不同。这可能与不同厂家激光光束脉冲调制能力、能量计算方法不同等因素有关。这提示我们，不同厂家的参数不适合直接照搬使用。理论上，每个点阵激光设备的厂家，都需要为用户提供"能量设定与穿透组织深度的关系表"，用来指导用户根据估计的组织厚度，设定激光能量值。

（二）密度

密度是指一个光斑中，激光光束占有整个光斑的面积比例。当一个点阵激光光斑密度为100%时，意味着激光对整个光斑面积的组织的全部剥脱，此时激光的作用是造成明显的组织损伤，甚至后续的瘢痕增生。因此可以很容易理解，光斑密度越大，治疗风险越大；光斑密度越小，治疗安全性越好，但同时治疗效率可能较低。密度设定的原则是在安全性允许的前提下，尽量采取较高的密度，这样可以提高治疗效率，更快的显示出治疗效果。对Lumenis公司的UltraPulse超脉冲点阵王设备而言，DEEP FX模式能量范围为2.5～50mJ，SCAAR FX模式能量范围为60～150mJ，笔者的个人经验是，在单次扫描时，20mJ以下，10%密度是安全的，10%～15%的密度可能是更高效的，但是需要谨慎尝试；120mJ以下，5%密度是安全的，120～150mJ内，3%密度是安全的。点阵激光密度的绝对值见图2-2。

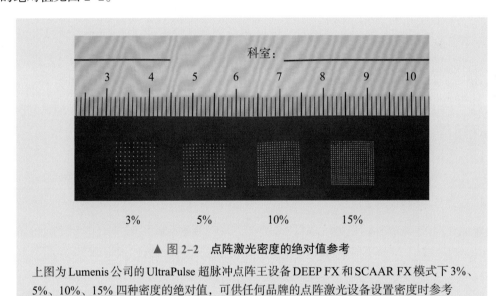

▲ 图2-2　点阵激光密度的绝对值参考

上图为Lumenis公司的UltraPulse超脉冲点阵王设备DEEP FX和SCAAR FX模式下3%、5%、10%、15%四种密度的绝对值，可供任何品牌的点阵激光设备设置密度时参考

能量设定与密度安全大概关系见表2-2。

表2-2　点阵激光能量与密度安全关系表

单光束能量（mJ）	光斑安全密度（%）	扫描次数
0～20	10	1
20～120	5	1
120～150	3	1

光斑的形状、大小，根据目标区域形状进行设定即可。不同激光设备厂家可能通过选择光斑大小的编号或则直接设定光斑边长、直径等方式进行设定。

不同的激光设备厂家在参数设定界面还可能有重复次数、扫描方式及激光脉冲波形的一些设定参数，差异性较明显，本处不做详细介绍，请读者参阅设备说明书或者直接咨询厂家学术服务人员。

请读者形成以"激光穿透深度＝瘢痕厚度"为核心的参数设置思路。在设置参数时，先估计瘢痕厚度，即是激光穿透深度，然后根据激光穿透深度确定激光能量参数，根据能量设定，设置安全有效的密度参数，根据瘢痕的形状设置光斑相关的参数。

二、激光辅助药物输送

皮肤角质层的天然屏障作用，使药物经过表皮的局部吸收有限。激光辅助药物输送（laser-assisted drug delivery，LADD）主要是利用剥脱性点阵激光，即二氧化碳（CO_2）或掺铒钇铝石榴石（Er:YAG）点阵激光，创建允许药物通过的微观通道。由于剥脱性 Er:YAG 点阵激光在水中的吸收系数比剥脱性 CO_2 点阵激光高得多，因此在相同条件下具有比剥脱性 CO_2 点阵激光更高的消融与凝固比和更浅的穿透深度。虽然两种激光在为药物通过角质层提供通道方面同样有效，但 CO_2 激光具有更深的光束深度和更厚的凝固区，比 Er:YAG 激光更利于局部药物的跨皮肤递送。

瘢痕剥脱性 CO_2 点阵激光治疗后的药物输送主要是指点阵激光治疗后，即刻将适量皮质类固醇类混悬液（曲安奈德注射液、复方倍他米松注射液）涂抹于激光术区，待其自然吸收入激光孔洞。如无特殊说明，本书案例中的 LADD 皆为如上操作。也有文献报道 CO_2 点阵激光可联合超声、射频、电离子等新型导入技术进行 LADD，导入药物包括氟尿嘧啶、A 型肉毒毒素、富血小板血浆和中药等，可更加有效的提高药物吸收率，缩短治疗时间，改善预后疗效。

抗瘢痕药物 LADD 对剥脱性 CO_2 点阵激光的治疗的重要意义在于，在不增加药物不良反应的前提下，提高了剥脱性 CO_2 点阵激光的治疗效率。CO_2 点阵激光配合类固醇药物 LADD 是充血、水肿严重的增生期瘢痕的有效治疗手段。笔者团队 2021 年在 *Burn Trauma* 期刊上报道了全瘢痕激光治疗原则，即一次点阵手术治疗所有瘢痕区域，激光应尽量穿透至瘢痕底部。根据估计的瘢痕厚度确定治疗深度。点阵激光参数设置为单脉冲模式，脉冲不重叠，能量为 20～150mJ，对应的处理深度为 0.4～4mm，激光密度为 3%～5%。激光治疗后，立即应用复方倍他米松混悬液 LADD。术后局部应用抗感染凝胶 3～7 天，尽早恢复压力治疗。应用该原则，我们在临床上治疗了大量的大面积烧伤导致的增生性瘢痕患者。我们观察到包含 LADD 的全瘢痕激光疗法可显著且明确改善了增生性瘢痕早期的充血、水肿状态（图 2-3）。

综上所述，剥脱性 CO_2 点阵激光辅助药物传输导入以一种侵入性更小、安全性更高的方式使大分子物质透皮吸收更有效。在达到同样的临床治疗效果前提下，CO_2 点阵激光辅助药物导入较直接外用药物可明显降低药量，减少药物相关不良反应的发生，提高点阵激光治疗过程的安全性。

三、以点阵激光为主线的瘢痕防治策略

瘢痕的治疗方式的选择主要取决于瘢痕分类、患者瘢痕病史（包括既往治疗失败或成功史）、治疗依从性等。此外，患者瘢痕常见症状（如疼痛、瘙痒）则可能需要其他特殊治疗或辅助治疗。

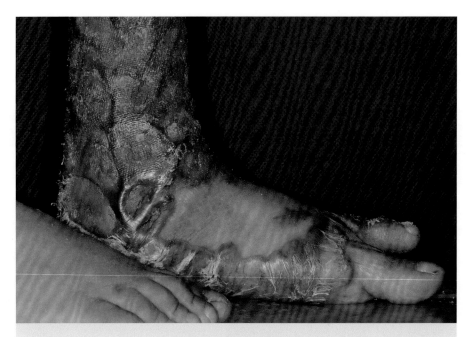

▲ 图 2-3　经剥脱性 CO_2 点阵激光＋复方倍他米松 LADD 治疗后，小腿瘢痕水肿、充血减轻，与左足内侧未治疗区域形成鲜明对比

现有的瘢痕治疗方式和药物主要包括体表外用制剂（洋葱提取物、丝裂霉素 C、咪喹莫特）、局部注射治疗（博来霉素、糖皮质激素、氟尿嘧啶）、物理疗法（硅酮制剂、放射治疗、冷冻疗法、压力治疗、黏性微孔低致敏性纸胶带）、手术治疗和光电技术治疗（强脉冲光、脉冲染料激光、点阵激光、射频消融）等。

如此繁多的治疗方法，究竟哪种方法适用于哪种类型、哪个时期的瘢痕？ 2017 年版的《中国临床瘢痕防治专家共识》以具体的推荐建议给出了具体的方案。笔者依据《中国临床瘢痕防治专家共识》的推荐逻辑，联系个人临床经验，逐渐总结出一套以定期点阵激光应用为主线的、适合于高风险瘢痕的治疗方案：高风险瘢痕创面愈合后，尽早开始点阵激光治疗，在瘢痕未成熟期，每次点阵激光治疗可以配合即刻糖皮质激素导入（面积较大的片状瘢痕），或者瘢痕内糖皮质激素注射（面积较小的线性瘢痕），学术上称之为激光辅助药物输送（laser-assisted drug delivery，LADD），点阵激光治疗时间间隔为 1 个月，每两次点阵激光治疗之间的时间，辅以压力、硅酮制剂、外用药物治疗；直至瘢痕充血明显减轻或者消失，开始成熟期瘢痕的治疗，此时仍可定期点阵激光治疗，时间间隔为 3 个月或者更长时间一次，不需要辅助糖皮质激素、压力、硅酮制剂、外用药物治疗，直至达到医患双方认可的治疗终点。治疗终点可以是瘢痕的外观、症状完全正常，也可以是达到患者能够耐受的程度。

对未成熟的高风险瘢痕而言，笔者认为定期点阵激光（ablative fractional laser）、点阵激光间歇期进行压力治疗（pressure therapy）和硅酮制剂（silicone agents）是最核心的治疗手段，可以将这一治疗方案简称为 APS 方案。在对伴有红色血管增生的未成熟瘢痕进行点阵激光治疗时，临床上经常配合糖皮质激素类药物导入（LADD），笔者将配合糖皮质激素类药物导入的 APS 方案简称为 ALPS 方案（表 2-3）。如果要继续改善成熟瘢痕的外观，此时压力治疗、硅酮制剂和外用药物已经无效，只有点阵激光（无须配合 LADD）的定期应用，可以缓慢、持续地改善成熟瘢痕的外观。

表 2-3　未成熟期瘢痕防治方案构成要素及必要性

	构成要素	必要性评分
定期点阵激光	时间间隔 1 个月	+++++
	即刻 LADD	+++++
两次激光之间	压力治疗	++++
	硅酮贴片	+++
	外用抗瘢痕药物	++
	（线性瘢痕）外部减张	++++

综上所述，在各类瘢痕治疗技术中，点阵激光是唯一可以从未成熟瘢痕到成熟瘢痕持续应用并可持续有效的技术，这也是编者以点阵激光技术为主线来设计瘢痕防治方案的出发点之一。

在 APS 及 ALPS 方案当中，并不排斥其他光电技术，如强脉冲光、脉冲染料激光等在未成熟瘢痕中的应用和离子束 Plasma 在成熟瘢痕中的应用。本方案目的是提供一个尽量简化的、可靠的、高效的治疗方案，将所需的医疗资源尽量最小化，以便于大范围推广，尤其是在医疗资源不丰富的基层单位的推广。

四、点阵激光手术注意事项

与单纯的外科手术不同，点阵激光手术具有一些特殊的注意事项。

1. 皮肤表面术前彻底干燥

由于 CO_2 激光主要被组织内的水吸收，如果皮肤表面的水分没有擦拭干净，激光能量就会被皮肤表面的水分吸收，被皮肤组织吸收的能量就会减少，从而达不到预设的深度，治疗效果不佳。

2. 分区消毒治疗

对全麻下大面积瘢痕患者的点阵激光手术，要注意患者术中的体温保持，可以采取分区消毒和分区手术、应用保温毯、暖风机等方式进行保温。

3. 眼罩保护

由于操作者可能因无意触动踏板而启动 CO_2 激光设备，为防止因不当操作导致的眼角膜激光损害，建议点阵激光手术时给患者戴眼罩（图 2-4）或湿纱布覆盖于需要保护的眼部区域；如果是做上下眼睑的治疗，建议应用眼盾。

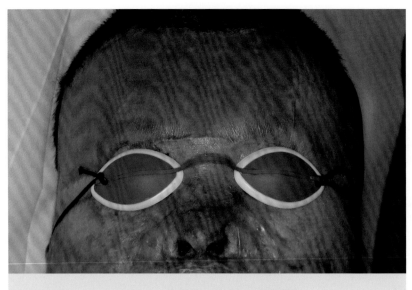

▲ 图 2-4　点阵激光治疗时的眼罩保护

4. 坐位操作，防止不稳定

建议点阵激光手术操作者坐于稳定的座位上进行操作，此时操作者躯干和双手是稳定可控的，可以良好控制激光的方向，减少因意外导致踩踏踏板，激发激光损害非治疗区的可能性。如果操作者处于立位，则可能因为双足移动时，受地面线缆或手术铺巾、呼吸机线路等羁绊，导致上述风险增加。

5. 吸烟及呼吸道防护

在使用激光或电外科装置的外科手术过程中，组织的热破坏会产生烟雾的副产物。研究证实，这种烟雾可能含有有毒气体和蒸气，如苯、氰化氢和甲醛、生物气溶胶、死细胞和活细胞物质（包括血液碎片）和病毒。在高浓度时，烟雾会刺激医护人员的眼睛和上呼吸道，并给医生带来视力问题。烟雾具有令人不快的气味，并已被证明具有诱变潜力。因此建议操作者在进行点阵激光治疗时使用 PM2.5 口罩、护目镜及排烟器，以加强自我保护。

6. 术中出血的处理

增生期的增生性瘢痕，经常伴有明显充血、水肿症状，此时进行剥脱性 CO_2 点阵激光治疗，每个激光孔洞都会明显出血（图 2-5）。此时处理方法是，从治疗区域的靠下部分逐渐向靠上部分治疗，根据出血情况，定期无菌纱布按压止血。一般 1～2min 即可止血。同时注意定期清洁手具的镜头，以免激光光束分散，达不到治疗目的。

7. 术中及术后镜头护理

点阵激光治疗时皮肤或瘢痕产生飞溅的血液和皮屑会污染手具的镜头（图 2-6），导致激光光束聚焦不良、能量减少。术中可以用 95% 酒精棉棒以顺时针或逆时针方向轻轻擦拭镜头，注意不要过于用力摁压镜头，以防止镜头的镀膜破坏。每次手术后都需要用同样过程擦拭干净镜头。注意擦拭镜头时一定要使点阵激光设备处于待机状态，以防意外激发，对眼睛造成损伤。

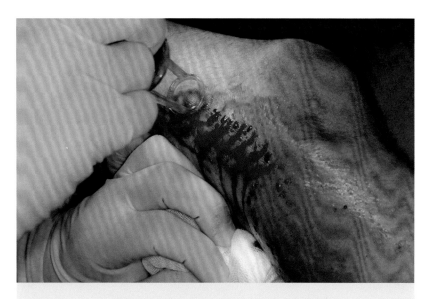

▲ 图 2-5　充血水肿的瘢痕治疗时的出血情况

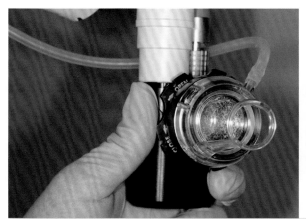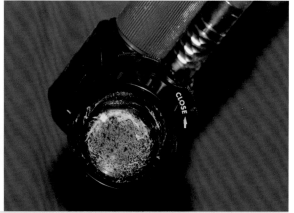

▲ 图 2-6　点阵激光设备激光手具镜头上积满皮屑、血液

8. 激光定位头的消毒

一些点阵激光设备厂家在研发生产时将与激光手具连接的激光定位头设计成金属结构，医疗机构在不同患者间使用时，多由医用酒精或者碘伏等消毒剂进行擦拭消毒，这其中是否有交叉感染等可能性，尚不能排除。笔者建议，设备厂家应优先将激光定位头设计为一次性使用，更好保障患者安全。

9. 点阵激光围术期处理

大面积或者小面积的点阵激光治疗不需要预防应用抗生素；术后处理单独使用凡士林或凡士林敷料是安全的，也可术区局部应用抗生素软膏，如莫匹罗星或夫西地酸；手术后一般不需要术后镇痛药；点阵激光治疗后要严格防晒。

[1] 中国临床瘢痕防治专家共识制定小组 . 中国临床瘢痕防治专家共识 . 中华损伤与修复杂志 (电子版),2017,12 (6): 401-408.

[2] 光电技术治疗皮肤创伤性瘢痕专家共识 (2018 版) 编写组 . 光电技术治疗皮肤创伤性瘢痕专家共识 (2018 版). 中华烧伤杂志 .2018, 34(9):593-597.

[3] Tokuya Omi , Kayoko Numano. The Role of the CO_2 Laser and Fractional CO_2 Laser in Dermatology. Laser Ther, 2014, 23(1):49-60.

[4] Meghan Seago, Peter R Shumaker, Leah K Spring, et al. Laser Treatment of Traumatic Scars and Contractures: 2020 International Consensus Recommendations. Lasers Surg Med, 2020, 52(2):96-116.

[5] Alexander A Daoud, Chloe Gianatasio, Ashley Rudnick, et al. Efficacy of Combined Intense Pulsed Light (IPL) With Fractional CO_2-Laser Ablation in the Treatment of Large Hypertrophic Scars: A Prospective, Randomized Control Trial. Lasers Surg Med, 2019, 51(8):678-685.

[6] Tamara Searle, Faisal R Ali, Firas Al-Niaimi. Lessons Learned from the First Decade of Laser-Assisted Drug Delivery. Dermatol Ther (Heidelb), 2021, 11(1):93-104.

[7] Waibel JS, Wulkan AJ, Rudnick A, et al. Treatment of hypertrophic scars using laser-assisted corticosteroid versus laser-assisted 5-fluorouracil delivery. Dermatol Surg, 2019, 45(3):423-430.

[8] Hanan Hassan Sabry, Eman Ahmed Ibrahim, Ahmed Mohamed Hamed. Assessment of laser-assisted delivery vs intralesional injection of botulinum toxin A in treatment of hypertrophic scars and keloids. Dermatol Ther, 2020, 33(6):e13980.

[9] Chen R, Wang JY, Lv K. Effect of Fractional Carbon Dioxide Laser vs Sham Treatment on Vaginal Symptom Severity in Postmenopausal Women. JAMA, 2022, 327(3):283.

[10] Centers for Disease Control and Prevention; National Institute for Occupational Safety and Health. Control of smoke from laser/electric surgical procedures. http://www.cdc.gov/niosh/docs/hazardcontrol/hc11.html. Updated June 6, 2014. Accessed January 3, 2022.

第 3 章　瘢痕微重建：点阵激光的修复重建观点

　　点阵激光技术在 2004 年开发之初是被用于光老化和衰老皮肤的嫩肤治疗，用于瘢痕治疗是国内外部分专家的自主尝试的结果。在 2014 年 JAMA 皮肤病学发布《重点强调剥脱性点阵激光换肤的创伤性瘢痕激光治疗共识》之前，世界范围内对点阵激光技术治疗瘢痕的效果是有争议的。该共识发表之后，世界范围内开展了广泛的点阵激光治疗瘢痕的应用和研究，其中的一个证明是，2014 年后关于点阵激光治疗瘢痕的文献发表量逐年增加，国内学术界对点阵激光治疗瘢痕的研究和各种学术场合的讨论也逐渐增多（图 3-1）。

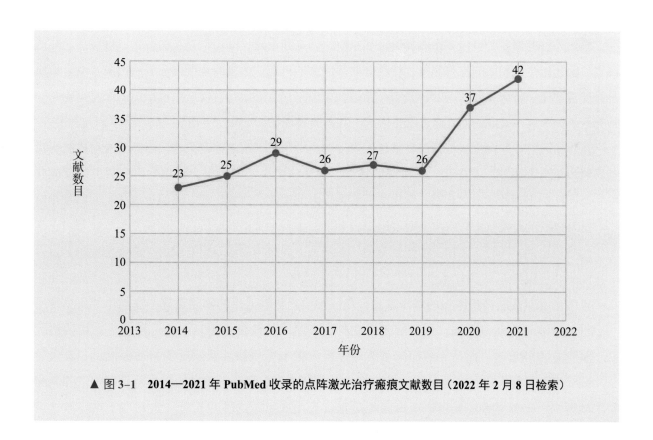

▲ 图 3-1　2014—2021 年 PubMed 收录的点阵激光治疗瘢痕文献数目（2022 年 2 月 8 日检索）

　　在此大背景下，笔者在 2013 年于美国波士顿 Shriners Hospitals for Children 访学期间开始接触点阵激光的瘢痕微创手术，从大面积烧创伤瘢痕的防治入手，同时关注外科线性瘢痕的防治，积累了多年的临床经验后，开展了临床研究，逐步从理论到实践加深了对点阵激光瘢痕治疗的理解和认识。笔者团队 2021 年在 Burn Trauma 期刊上报道了应用全瘢痕激光治疗原则，我们证实了点阵激光手术显著改善了大面积增生性瘢痕患者的睡眠质量，其机制是深度睡眠质量的改善；同时改善了瘢痕导致的疼痛和瘙痒。这是点阵激光微创手术对皮肤感觉功能重建的一个有效例证。

随着治疗案例的累计和与学术界交流的增加，笔者对点阵激光的认识从最初的单一的有效的瘢痕干预技术，逐渐认识到点阵激光的应用可以改变瘢痕的治疗策略，再到可能改变外科治疗围术期的流程；从关注激光性能、参数与治疗效果的关系，到关注瘢痕组织在不同时期对激光治疗的不同的反应，逐渐认识到点阵激光可能是一个修复重建工具，从修复重建的角度认识和应用点阵激光对外科医生有特殊的积极的意义。

据 *JAMA*（《美国医学会杂志》）报道，美国学者于 1947 年即有修复重建外科（reconstructive and reparative surgery）的专著出版，自 1986 年我国一批中青年专家在国内提出修复重建外科的概念以来，该学科取得了持续迅猛的发展，为我国人民健康做出了巨大的贡献。修复重建外科是在外科领域内采用传统的外科技术、显微外科技术、整形外科技术、生物工程技术、康复医学技术等，在治疗伤病的同时，通过组织移植、生物或非生物制品的植入或替代，以及非手术治疗方法等，以"修复组织、重建功能、改善外形"，最终达到减少伤残，改善生活质量，使患者重返主流社会的目的。这一内涵在学科深入发展的过程中不断充实、完善。

整形外科的修复和重建多指体表器官和组织的修复和重建，既包括外观的改善，也包括功能的恢复。临床医生从创面的皮瓣修复、耳鼻等面部器官的再造、手指的全形再造等病例中，逐渐形成了修复重建是一种所见即所得的替代和补充的临床思路。点阵激光对皮肤瘢痕组织的修复重建是一种完全不同于以往宏观的器官修复重建形式，其主要表现在如下几个方面。

- 点阵激光对皮肤瘢痕组织的修复重建，表现为由微观及宏观的修复重建。点阵激光对皮肤瘢痕组织的修复重建，首先是一种微观的重建，包括将皮肤瘢痕组织内病理性失控的炎症反应状态，回归生理性的炎症状态；将皮肤瘢痕组织内的失控的血管生成、胶原生成状态回归到相对正常皮肤的可控状态；将皮肤瘢痕组织内异常的 Ⅰ 型和 Ⅲ 型胶原蛋白比例恢复到皮肤相对正常的胶原比例；同时这些微观的修复重建，在宏观上表现为皮肤瘢痕组织向外观和质地相对正常的皮肤组织接近。

- 点阵激光对皮肤瘢痕组织的修复重建，是一种延迟显现效果的修复重建，这与传统所见即所得的修复重建明显不同。点阵激光对皮肤瘢痕组织的修复重建，不是一种基于直接的组织解剖复位的重建，而是一种面向最终治疗目标的初始刺激。就像枪手扣动扳机，一定会导致后续的子弹射出、击中目标一样，临床有足够的证据证明对皮肤瘢痕进行合理的点阵激光刺激，一定会导致皮肤瘢痕组织向相对正常的皮肤组织的转化接近，这相当于点阵激光的"扳机作用"。临床上正是利用了点阵激光的"扳机作用"，达到一种微创和延迟的组织修复重建。

- 点阵激光对皮肤瘢痕组织的修复重建是一种引导性的重建，而不是机械性的重建。点阵激光对皮肤瘢痕组织的治疗作用不是机械的增减物质成分，或者机械的改变组织结构，而是通过对现有异常组织的微小热刺激，调节组织微环境，引导异常组织缩短异常反应的时间，引导组织朝着正常的方向发展。这是一种顺应机体内在发展规律的引导性的重建，而不是对成分或者结构机械增减的重建。

通过与传统修复重建不同的"微重建"方式，点阵激光对皮肤瘢痕起到微观和宏观相统一的修复重建效果，包括外观修复重建、功能修复重建和感觉修复重建的作用。

意识到点阵激光的微重建以上特点，对外科医生在瘢痕防治方面有重要的现实意义，从瘢痕防治的技术手段的选择到防治思路的转变，甚至可能改变外科临床的诊疗流程。相信读者阅读本书大量的点阵激光治疗病例以后，完全有可能思考，烧创伤创面或者外科手术切口愈合以后，有没有可能将后续的瘢痕点阵激光微重建作为临床路径的一个标准组成成分呢？

笔者将多年的外科手术与点阵激光微重建的临床经验相结合，有以下心得。

- 经过高质量缝合的线性伤口产生的线性瘢痕有极大机会有良好的预后，将各种减张技术（包括减张缝合、外用的减张器械、肉毒素注射）与早期的点阵激光微重建联合应用，这类线性瘢痕一般可以得到满意的治疗效果，甚至从外观上看不到瘢痕（图 3-2）。线性瘢痕是各种外科手术，包括整形外科修复重建和医疗美容手术后常见的瘢痕类型，将点阵激光用于各类外科手术后的线性瘢痕的早期防治，可以得到更完美的瘢痕防治效果。因此有理由推测，整形外科修复重建手术不以器官的外形和功能恢复为终点，该类手术遗留的线性瘢痕的完美防治是值得考虑的后续治疗目标，线性瘢痕的点阵激光微重建有潜力成为常规修复重建手术后的不可缺少的治疗程序。

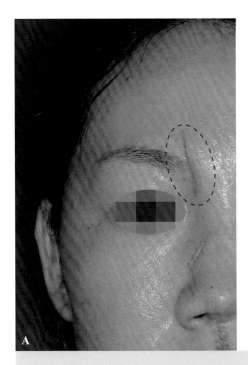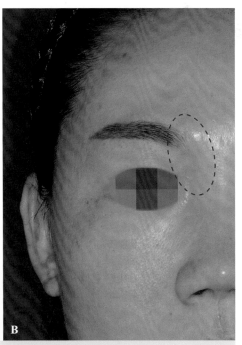

▲ 图 3-2　高质量缝合的线性瘢痕点阵激光微重建治疗效果
A. 治疗前；B. 治疗后

- 大面积的深度烧创伤创面愈合后的片状增生性瘢痕，是必然的高风险瘢痕，其治疗原则是"早期干预，联合治疗，充分治疗"。这类瘢痕不必等到瘢痕增生明显后再进行点阵激光治疗，而应该在创面愈合或者绝大部分愈合后，尽早开始全瘢痕的点阵激光微重建治疗，可以抑制瘢痕的增生趋势，改善疼痛、瘙痒和睡眠障碍症状，减少患者的痛苦程度和时程（图 3-3）。

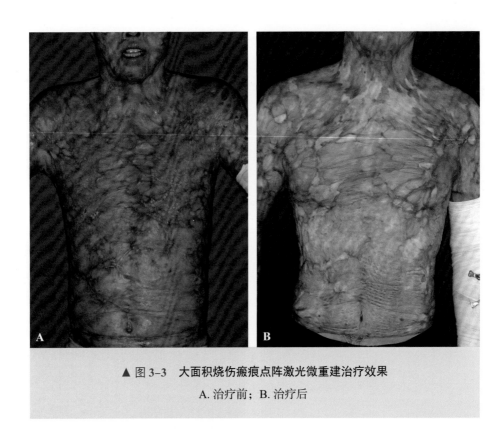

▲ 图 3-3　大面积烧伤瘢痕点阵激光微重建治疗效果
A. 治疗前；B. 治疗后

- 对一些局限性的小型增生性瘢痕，如面部的黄豆大的增生性瘢痕，手术可能导致瘢痕面积和形状的增大，此时单纯应用点阵激光进行瘢痕修复重建是更好的选择，并且比手术的风险更低，收益更高（图 3-4）。
- 在瘢痕的治疗策略选择时，在常规的自体组织替代与未来的完全异体/异种组织替代之间，还有一个当前可行的既可治疗瘢痕又能减少自体组织继发损伤的临床策略，利用人体内在的功能规律，通过物理、化学、生物的方式刺激自体异常组织在体向正常组织转化。点阵激光对瘢痕组织的"扳机作用"可以视作这种思路的代表，激光辅助的药物导入为这一策略提供了更广阔的可能方案，使得干细胞和基因工具的导入成为可能，也不排除未来有新的物理、化学和生物方式起到更高效的类似作用。

将以上理念整合入外科临床实践时，可以提高外科相关的瘢痕的防治效果，如果得到更大范围的学术界的普遍认可，则有机会对外科治疗围术期流程进行有益的补充，让外科术后患者的瘢痕得到更完美的防治效果，从长期看，对外科术后患者的社交、工作和心理康复有更多的益处。

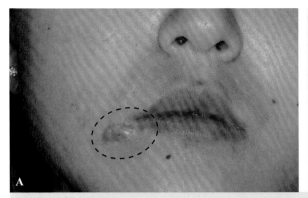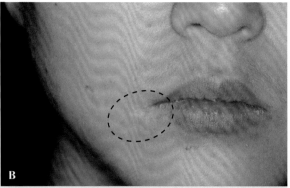

▲ 图3-4　小型增生性瘢痕点阵激光微重建治疗效果

A. 治疗前；B. 治疗后

　　需要注意的是，本专著的基本理念主要来源于文献证据和部分的个人经验，其中个人经验部分可能并未经过严格设计的临床证据证明，请读者务必要意识到此点，以便批判性的理解和应用书中所述观点。

参考文献

[1] Anderson RR, Donelan MB, Hivnor C, et al. Laser treatment of traumatic scars with an emphasis on ablative fractional laser resurfacing: consensus report. JAMA Dermatol, 2014, 150(2):187-93.

[2] Lv K, Liu H, Xu H, et al. Ablative fractional CO_2 laser surgery improving sleep quality, pain and pruritus in adult hypertrophic scar patients: a prospective cohort study. Burns & Trauma, 2021, 9:tkab023.

[3] Reconstructive and Reparative Surgery. JAMA, 1948, 137 (15):1343.

[4] 侯春林. 修复重建外科的现状与展望. 第二军医大学学报, 2000, 21(7):697-699.

[5] 张涤生. 中国修复重建外科十年. 中国修复重建外科杂志, 1997, 11(1):1-2.

[6] 杨志明. 我国修复重建外科的现状与展望. 中国修复重建外科杂志, 1996, 10(1):1-4.

下篇 临床病例篇

病例 1 烧伤后头面部瘢痕增生

青年男性，火焰烧伤头面部瘢痕增生 7 个月。

【瘢痕评估】

瘢痕分类：增生性瘢痕。

瘢痕分期：增生期。

风险分层：瘢痕高风险患者（深度烧伤，张力部位）。

【诊疗思维】

额头及耳周瘢痕增生充血明显，予 ALPS 方案治疗。治疗过程中，偶尔给予强脉冲光（intense pulsed light, IPL）祛红治疗，患者自觉效果不如剥脱性点阵激光（ablative fractional laser, AFL）显著，整个治疗过程仍以 AFL 为主。该病例相关表现见图 4-1 至图 4-15。

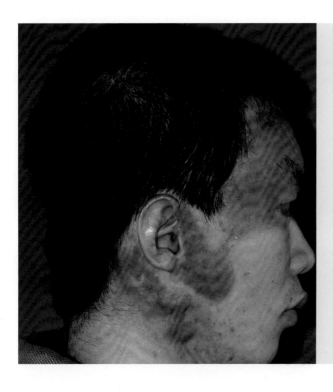

◀ 图 4-1 第 1 次 AFL 术前
（伤后 7 个月）

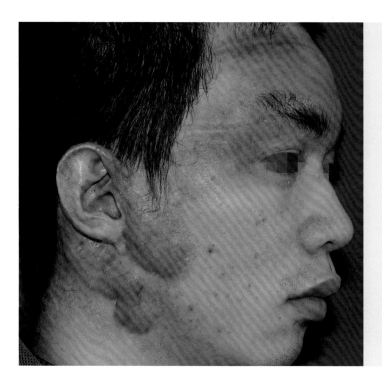

◀ 图 4-2　第 2 次 AFL 术前
（间隔 2.5 个月）

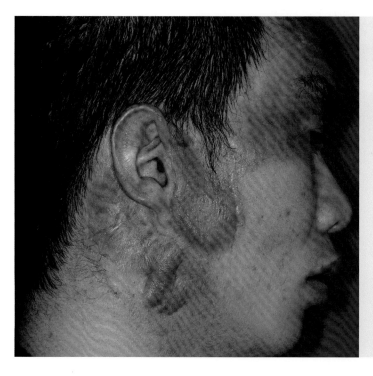

◀ 图 4-3　第 3 次 AFL 术前
（间隔个 3 月）

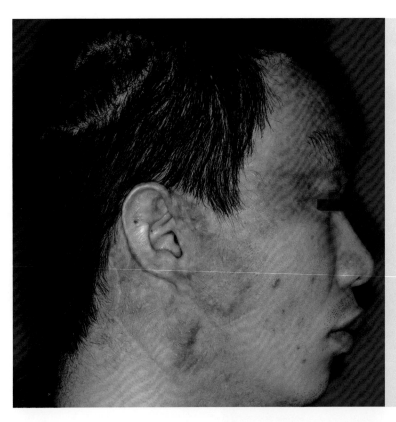

◀ 图 4-4　第 4 次 AFL 术前
（间隔 3 个月）

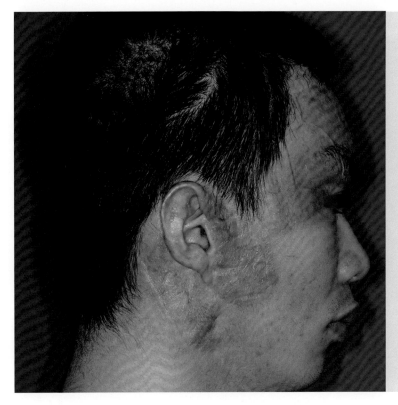

◀ 图 4-5　第 5 次 AFL 术前
（间隔 3 个月）

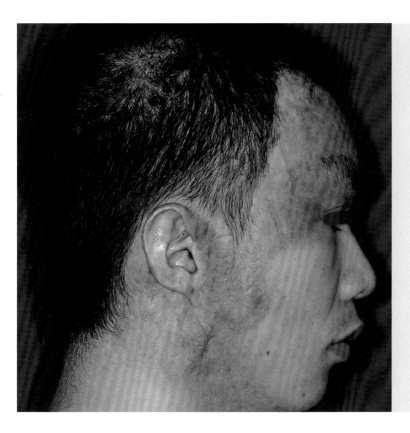

◀ 图 4-6　第 6 次激光术前
（本次行 IPL 祛红，间隔 1.5
个月）

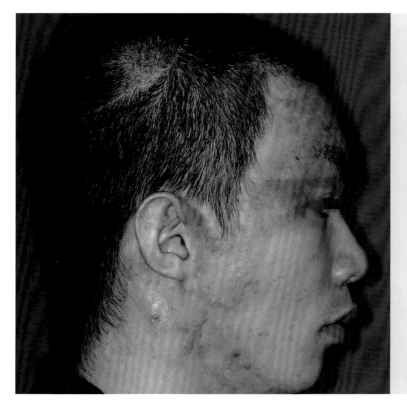

◀ 图 4-7　第 7 次 AFL 术前
（间隔半个月）

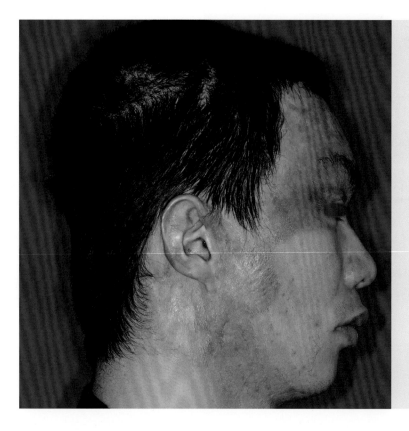

◀ 图 4-8　第 8 次 AFL 术前
（间隔 4 个月）

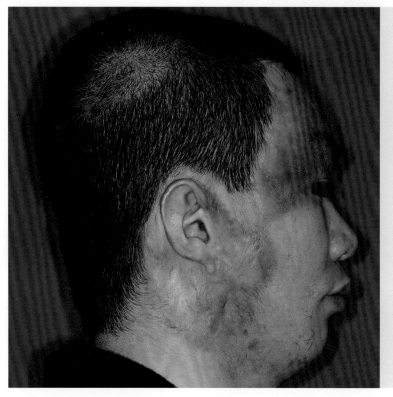

◀ 图 4-9　第 9 次 AFL 术前
（间隔 1 个月）

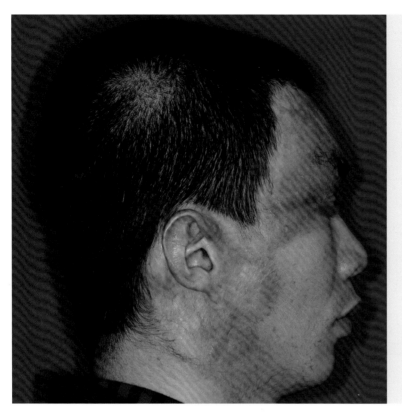

◀ 图 4-10　第 10 次 AFL 术前
（间隔 1 个月）

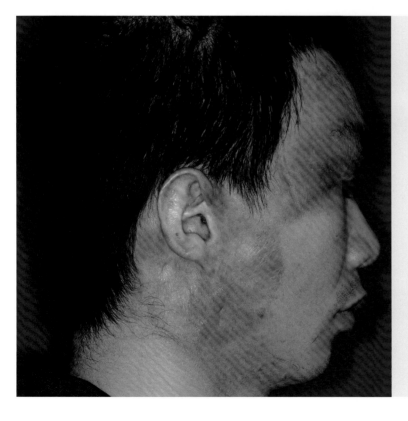

◀ 图 4-11　第 11 次 AFL 术前
（间隔 2 个月）

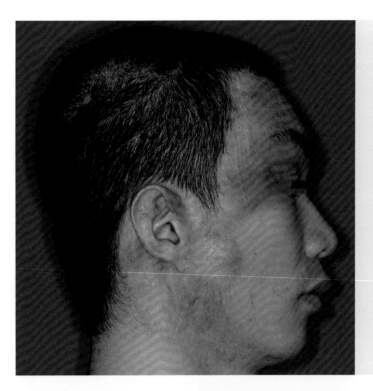

◀ 图 4–12　第 13 次 AFL 术前
（与第 11 次 AFL 间隔 3 个月）

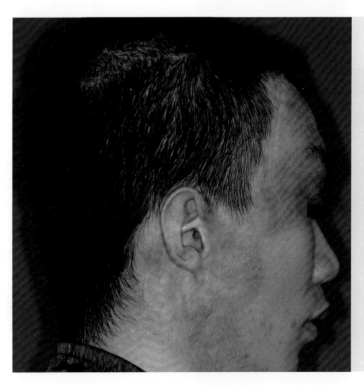

◀ 图 4–13　第 14 次 AFL 术前
（间隔 1.5 个月）

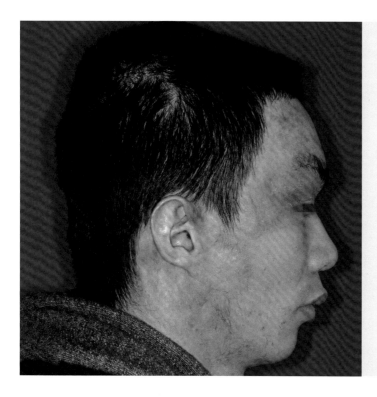

◀ 图 4-14　第 15 次 AFL 术前
（间隔 2.5 个月）

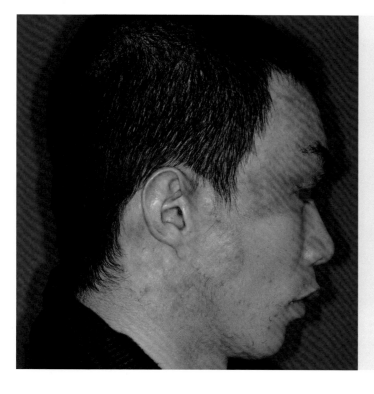

◀ 图 4-15　第 16 次 AFL 术前
（间隔 2.5 个月）

【编者点评】

　　耳周瘢痕增生充血明显，如不及时强化治疗，大概率瘢痕增生严重，后续需要手术治疗。早期、持续的 AFL 有助于减少后续严重瘢痕的手术可能性。

病例 2　烧伤后双上肢瘢痕增生伴疼痛

青年女性，双上肢烧伤后瘢痕增生伴疼痛 1 年。

【瘢痕评估】

瘢痕分类：增生性瘢痕。

瘢痕分期：增生期。

风险分层：瘢痕高风险患者（女性，深度烧伤）。

【诊疗思维】

本例患者伤后长期严格应用压力治疗＋硅酮贴＋外用药物，首次就诊时大部分瘢痕尚处于红色血管增生、水肿状态，处于瘢痕增生期，患者主诉疼痛难忍。

予定期 AFL＋复方倍他米松 LADD 治疗，配合原来的压力治疗＋硅酮贴＋外用药物。多次AFL 术后症状明显改善。该病例相关表现见图 4-16 至图 4-19。

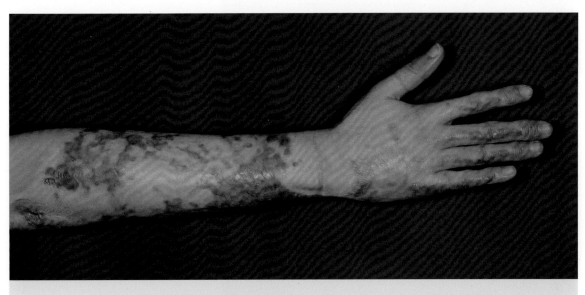

▲ 图 4-16　第 2 次 AFL 术前（伤后 1 年 4 个月，距第 1 次 AFL 间隔 4 个月）

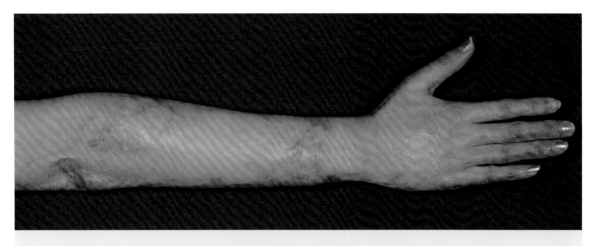

▲ 图 4-17 第 4 次 AFL 术后（与第 2 次 AFL 间隔 13 个月）

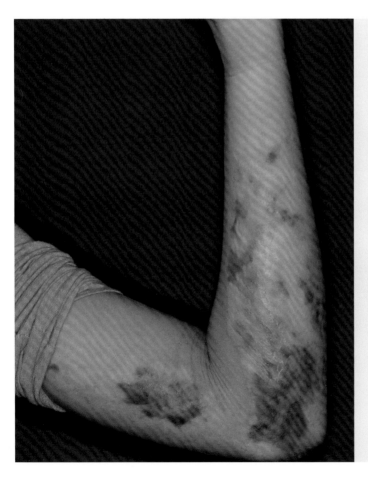

◀ 图 4-18 第 2 次 AFL 术前（伤后 1 年 4 个月，距第 1 次 AFL 间隔 4 个月）

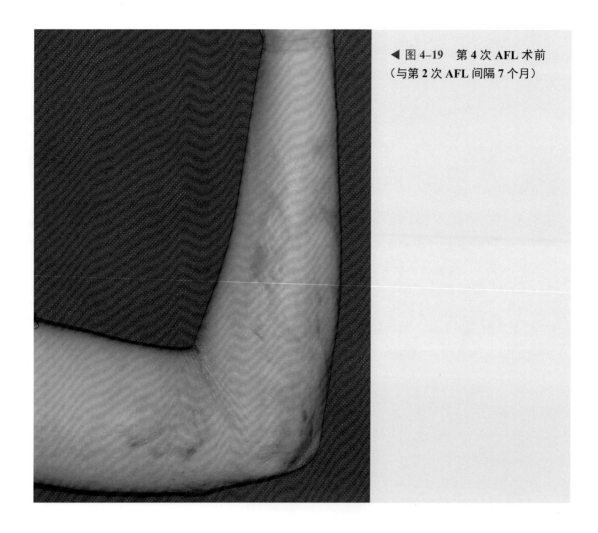

◀ 图 4-19　第 4 次 AFL 术前（与第 2 次 AFL 间隔 7 个月）

【编者点评】

　　大面积的瘢痕患者，长期应用压力治疗＋硅酮贴＋外用药物也可能瘢痕控制不佳，尽早应用 AFL 有助于高效地控制瘢痕充血、瘙痒、疼痛和增生。不同损伤深度和不同部位的瘢痕可能发展时期是不同步的，而 AFL 对任何发展时期的瘢痕都有作用。

病例 3A　大面积烧伤后全身瘢痕增生（颈背部）

中年男性，全身多处火焰烧伤后瘢痕增生 4 个月。

【瘢痕评估】

瘢痕分类：增生性瘢痕。

瘢痕分期：增生期。

风险分层：瘢痕高风险患者（深度烧伤，张力部位）。

【诊疗思维】

颈部深度烧伤，瘢痕尚处于红色血管增生、水肿消退状态，可见明显皮纹。预测 AFL 治疗反应性较好。

定期 AFL + 激素 LADD 治疗，待瘢痕成熟后，定期单纯 AFL 治疗，直至皮肤平顺。该病例相关表现见图 4-20 至图 4-22。

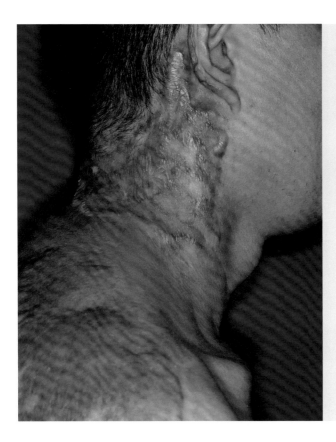

◀ 图 4-20　第 1 次 AFL 术前
（伤后 4 个月）

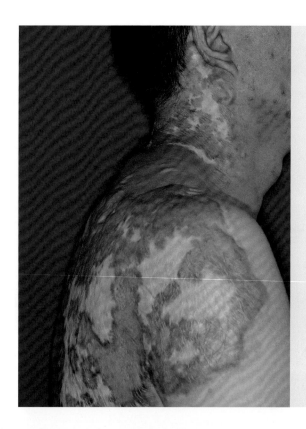

◀ 图 4-21　第 4 次 AFL 术前
（距第 1 次 AFL 间隔 5 个月）

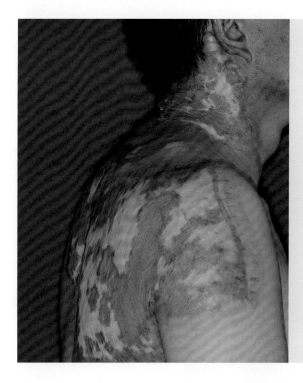

◀ 图 4-22　第 5 次 AFL 术前
（距第 4 次 AFL 间隔 2 个月）

【编者点评】

　　颈部瘢痕早期 AFL 干预，有助于预防后续可能的功能障碍。瘢痕区域早期充血较淡的区域，可能与成熟期瘢痕的色素缺失区域相对应。

病例 3B 大面积烧伤后全身瘢痕增生（左上肢）

中年男性，全身多处火焰烧伤后瘢痕增生 4 个月。

【瘢痕评估】

瘢痕分类：增生性瘢痕。

瘢痕分期：增生期。

风险分层：瘢痕高风险患者（深度烧伤，张力部位）。

【诊疗思维】

左上肢深度烧伤，瘢痕尚处于红色血管增生、水肿明显状态，伴有局部瘢痕挛缩。

由于瘢痕周围皮肤相对松弛，可以定期 AFL+ 激素 LADD 治疗，待瘢痕相对成熟后，手术切除大部分瘢痕，对缝合后线性瘢痕定期 AFL + 激素 LADD 治疗，待瘢痕相对成熟后单纯 AFL 治疗，直至皮肤平顺。该病例相关表现见图 4-23 至图 4-26。

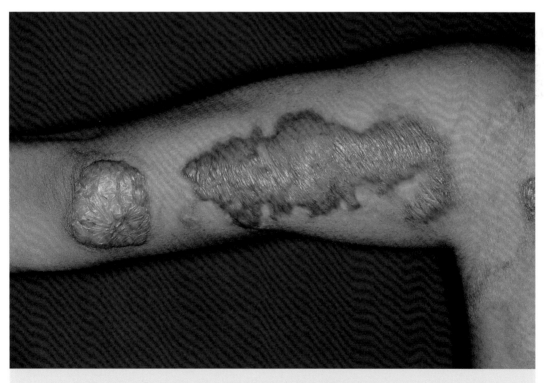

▲ 图 4-23 第 1 次 AFL 术前（伤后 4 个月）

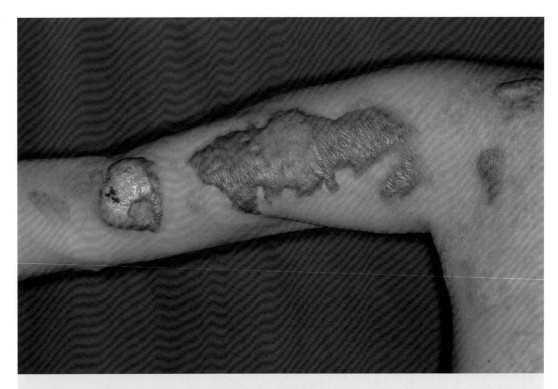

▲ 图 4-24　第 3 次 AFL 术前（距离第 1 次 AFL 间隔 2.5 个月）

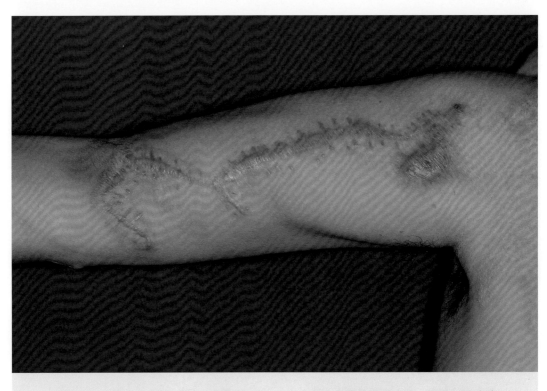

▲ 图 4-25　第 4 次 AFL 术前（间隔 2.5 个月，左上肢大部瘢痕手术切除，形成线性瘢痕）

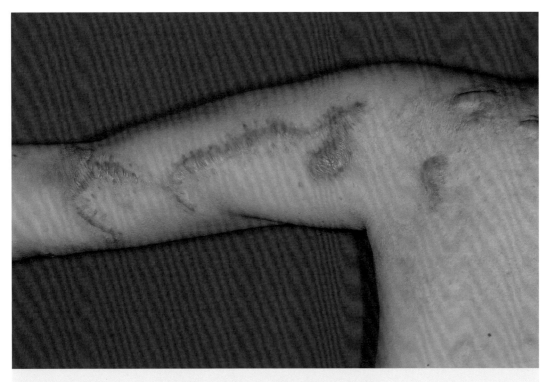

▲ 图 4-26　第 5 次 AFL 术前（间隔 2 个月）

【编者点评】

对于瘢痕范围局限，周围正常皮肤较多的增生性瘢痕，将常规手术与 AFL 联合应用，达到最佳治疗效率。

病例 3C 大面积烧伤后全身瘢痕增生（右手）

中年男性，全身多处火焰烧伤后瘢痕增生 4 个月。

【瘢痕评估】

瘢痕分类：增生性瘢痕。

瘢痕分期：增生期。

风险分层：瘢痕高风险患者（深度烧伤，张力部位）。

【诊疗思维】

右手深度烧伤，瘢痕尚处于红色血管增生、水肿消退不明显的状态，预计对 AFL 治疗反应性没有左手效率高。

定期 AFL+ 激素 LADD 治疗，待瘢痕相对成熟后，单纯 AFL 治疗，直至皮肤平顺。该病例相关表现见图 4-27 至图 4-29。

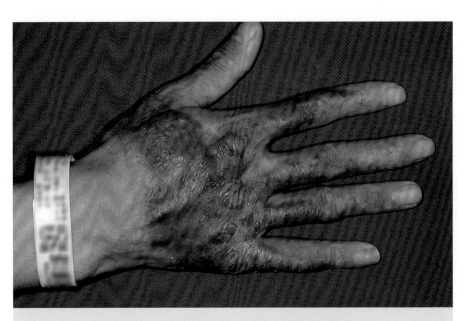

▲ 图 4-27 第 2 次 AFL 术前（伤后 5 个月）

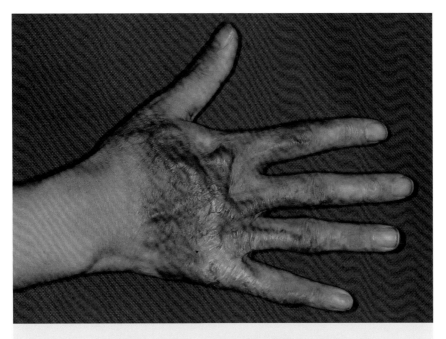

▲ 图 4-28 第 3 次 AFL 术前（间隔 2.5 个月）

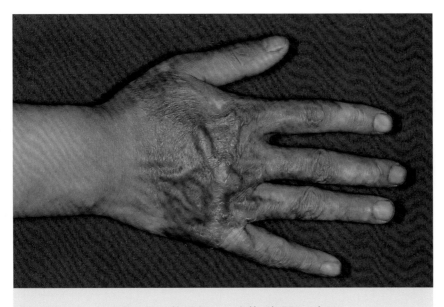

▲ 图 4-29 第 5 次 AFL 术前（间隔 4.5 个月）

【编者点评】

对较薄的和处于水肿消退过程中的增生性瘢痕，AFL 治疗显效较快。对较厚的和处于水肿加重过程中的增生性瘢痕，AFL 治疗显效较慢。应用 AFL 治疗的目的是抑制瘢痕发展的趋势，而不是立刻逆转瘢痕的增生趋势。

病例 3D 大面积烧伤后全身瘢痕增生（左手）

中年男性，全身多处火焰烧伤后瘢痕增生 4 个月。

【瘢痕评估】

瘢痕分类：增生性瘢痕。

瘢痕分期：增生期。

风险分层：瘢痕高风险患者（深度烧伤，张力部位）。

【诊疗思维】

左手深度烧伤，瘢痕尚处于红色血管增生、水肿消退过程中的状态，预计对 AFL 治疗反应良好。

定期 AFL + 激素 LADD 治疗，待瘢痕相对成熟后，单纯 AFL 治疗，直至皮肤平顺。该病例相关表现见图 4-30 至图 4-32。

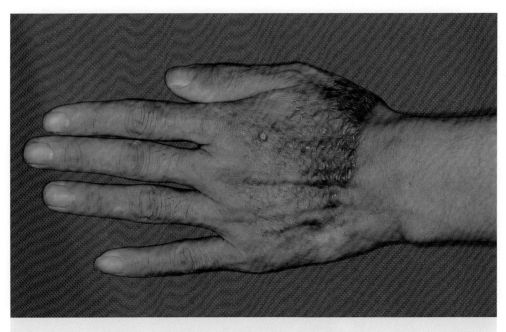

▲ 图 4-30 第 2 次 AFL 术前（伤后 5 个月）

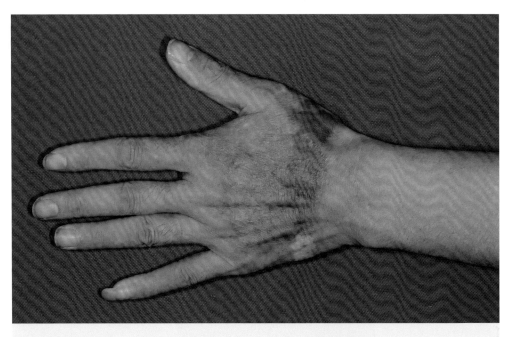

▲ 图 4-31　第 3 次 AFL 术前（间隔 2.5 个月）

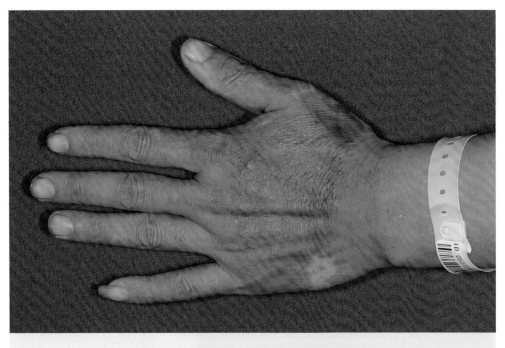

▲ 图 4-32　第 5 次 AFL 术前（间隔 4.5 个月）

【编者点评】

对较薄的和处于水肿消退过程中的增生性瘢痕，AFL 治疗显效较快。患者容易建立治疗信心。

中年男性，全身多处火焰烧伤后瘢痕增生 4 个月。

【瘢痕评估】

瘢痕分类：增生性瘢痕。

瘢痕分期：增生期。

风险分层：瘢痕高风险患者（深度烧伤，张力部位）。

【诊疗思维】

双下肢深度烧伤，植皮区瘢痕尚处于红色血管增生、水肿明显状态，伴有局部瘢痕挛缩。

定期全麻下 AFL ＋激素 LADD 治疗，待瘢痕成熟后，定期单纯 AFL 治疗，直至皮肤平顺。该病例相关表现见图 4-33 至图 4-38。

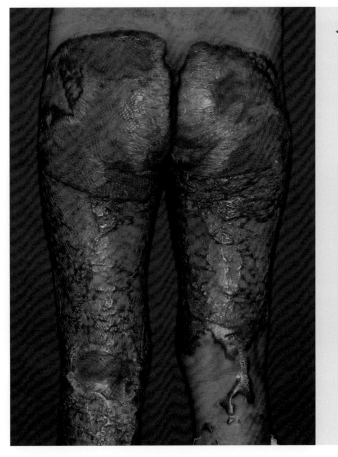

◀ 图 4-33　第 1 次 AFL 术前

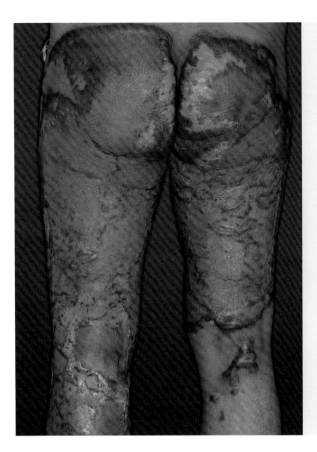

◀ 图 4-34 第 4 次 AFL 术前
（距第 1 次 AFL 间隔 5 个月）

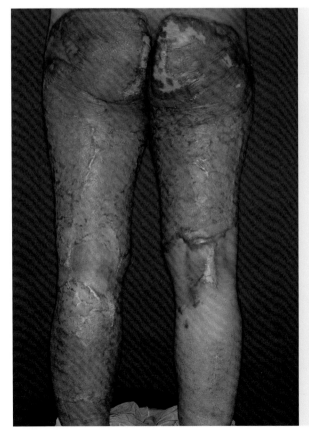

◀ 图 4-35 第 5 次 AFL 术前
（距第 4 次 AFL 间隔 2 个月）

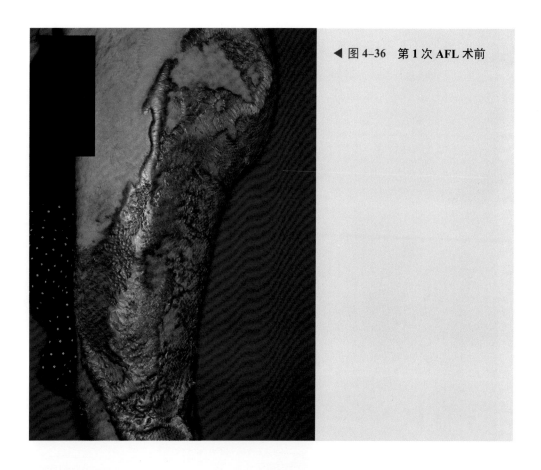

◀ 图 4-36　第 1 次 AFL 术前

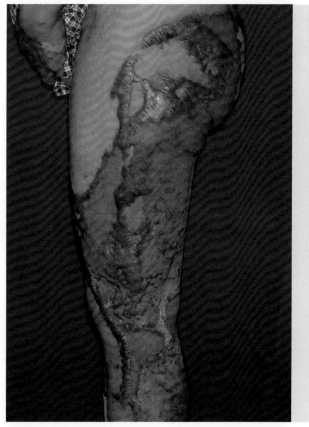

◀ 图 4-37　第 4 次 AFL 术前
（距第 1 次 AFL 间隔 5 个月）

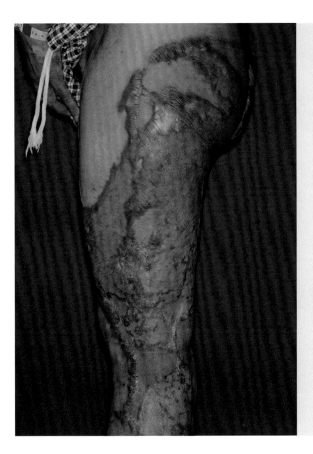

◀ 图 4-38　第 5 次 AFL 术前
（距第 4 次 AFL 间隔 2 个月）

【编者点评】

瘢痕水肿发展期是瘢痕剧烈发展的时期，如不及时干预，会导致瘢痕增生陷入越来越严重的恶性循环，AFL 治疗有助于打断这种恶性循环，抑制瘢痕的剧烈增生，有助于减轻后续可能的外观异常和功能障碍。臀部瘢痕成熟后的色素脱失区，在充血增生期即有迹象，可以用此规律在瘢痕增生期预估成熟后的色素脱失情况。

病例 4　大面积烧伤后头面部及右上肢瘢痕增生

中年男性，因全身多处火焰烧伤 31%TBSA 后瘢痕增生 8 个月就诊。

【瘢痕评估】

瘢痕分类：增生性瘢痕，伴功能障碍（张口受限，肘关节及各指关节功能障碍）。

瘢痕分期：未成熟期。

风险分层：瘢痕高风险患者。

【诊疗思维】

中年男性，伤后 8 个月常规抗瘢痕方案控制不佳，伴多处功能障碍。大面积深度创面手术修复后，长期瘢痕增生是必然的，建议患者保持每月 1 次的 AFL 治疗，但如果患者经济及时间不允许规则的 AFL 治疗，可以尝试不规则的、较长时间间隔的 AFL 治疗，以期对瘢痕尽快发展至成熟起到促进作用。该病例相关表现见图 4-39 至图 4-46。

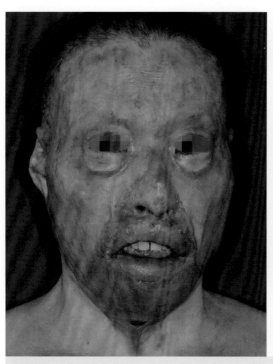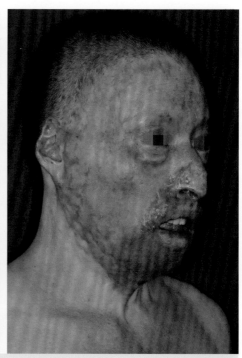

▲ 图 4-39　第 1 次 AFL 前

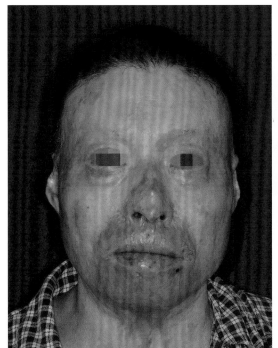
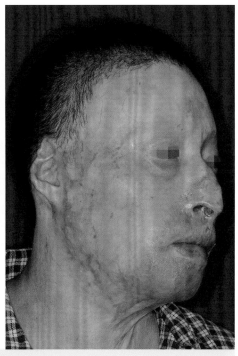

▲ 图 4-40 第 2 次 AFL 前（间隔 8 个月）

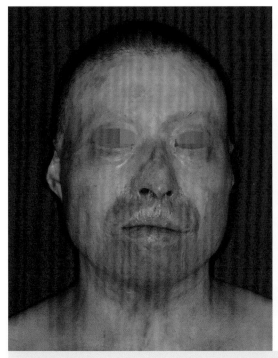
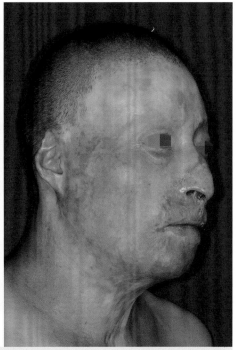

▲ 图 4-41 第 3 次 AFL 前（间隔 1 年）

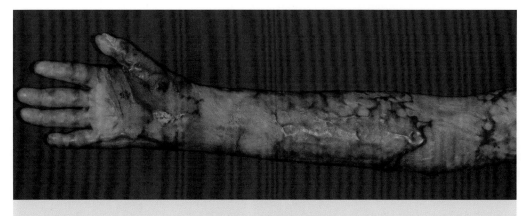

▲ 图 4-42 第 1 次 AFL 前

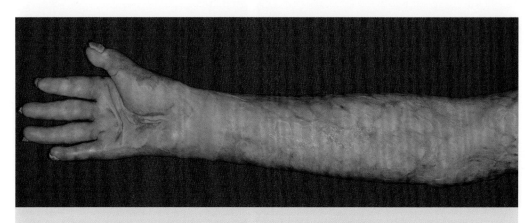

▲ 图 4-43 第 3 次 AFL 前（间隔 1 年）

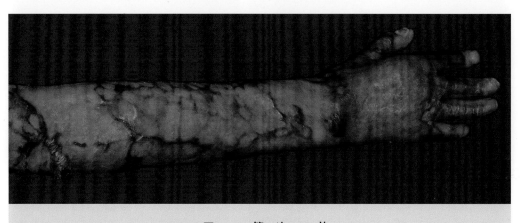

▲ 图 4-44 第 1 次 AFL 前

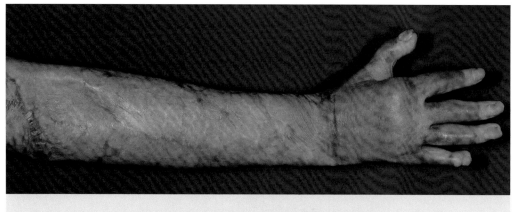

▲ 图 4-45　第 2 次 AFL 前（间隔 8 个月）

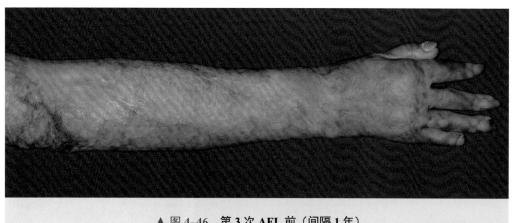

▲ 图 4-46　第 3 次 AFL 前（间隔 1 年）

【编者点评】

　　尽管单独本病例并不能证明，不规则的、较长时间间隔的 AFL 治疗，对加快瘢痕成熟也是有意义的。但编者由个人较多的病例得出的经验倾向支持此观点。

病例 5　烧伤后口周瘢痕增生伴功能障碍

青年男性，面部火焰烧伤瘢痕增生 2 个月。

【瘢痕评估】

瘢痕分类：增生性瘢痕。

瘢痕分期：增生期。

风险分层：瘢痕高风险患者（深度烧伤，张力部位）。

【诊疗思维】

左侧面部及口角深度烧伤，在瘢痕增生早期，挛缩程度未知，定期行 AFL 术，目的是尽快促进瘢痕成熟，并尽量减轻瘢痕挛缩程度，待瘢痕成熟后评估挛缩程度，制订手术方案。

由于嘴唇嘴角挛缩明显，依靠动员周围组织无法修复，最终行胸部来源的带蒂皮瓣修复面部瘢痕挛缩。皮瓣术后行 AFL 的目的是抑制皮瓣边缘的瘢痕增生，也可行大光斑的表皮剥脱，修复皮瓣的补丁样外观（本例未进行此尝试）。本例也尝试采用切割手具超脉冲模式激光打洞的方式进行瘢痕松解，效果不显著，可能与挛缩太严重有关。该病例相关表现见图 4-47 至图 4-60。

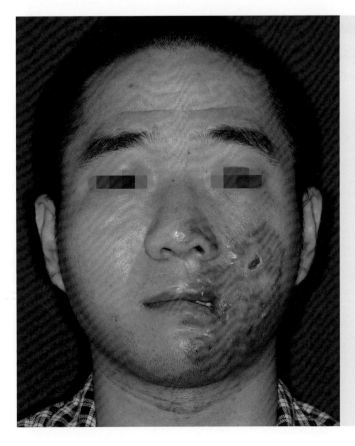

◀ 图 4-47　第 1 次 AFL 术前（伤后 2 个月）

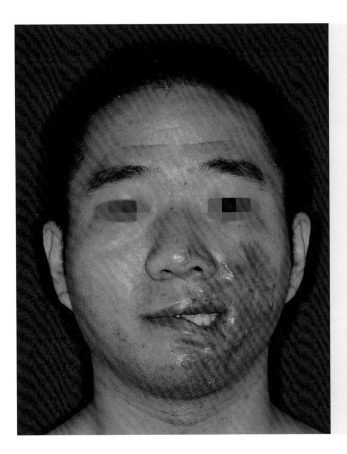

◀ 图 4-48　第 2 次 AFL 术前
（间隔 1 个月）

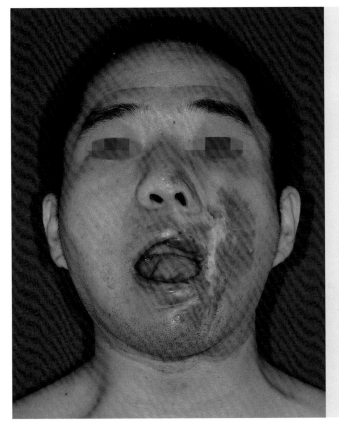

◀ 图 4-49　第 2 次 AFL 术前
（间隔 1 个月）

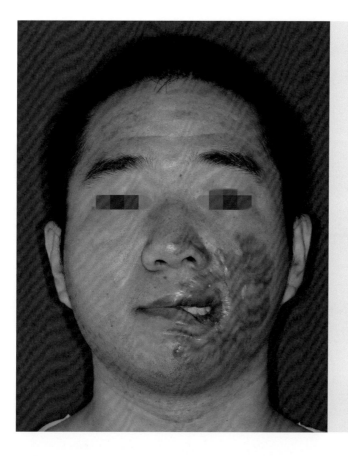

◀ 图 4-50　第 3 次 AFL 术前
（间隔 2 个月）

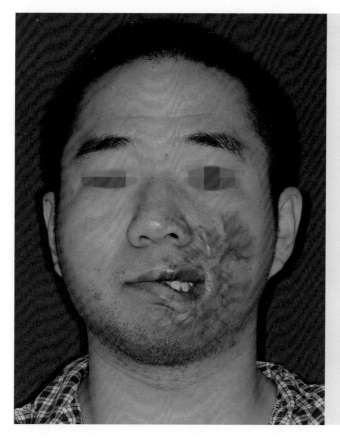

◀ 图 4-51　第 4 次 AFL 术前
（间隔 37 天）

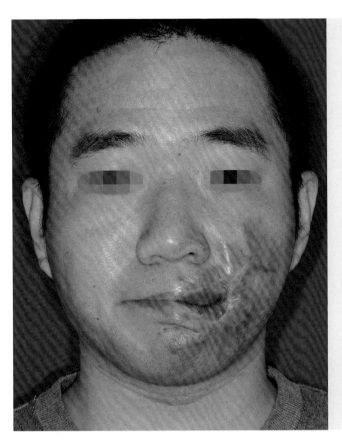

◀ 图 4-52　第 5 次 AFL 术前
（间隔 2 个月）

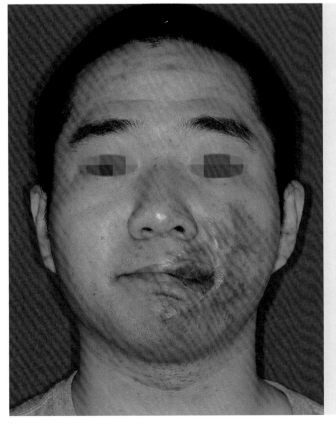

◀ 图 4-53　第 6 次 AFL 术前
（间隔 1.5 个月）

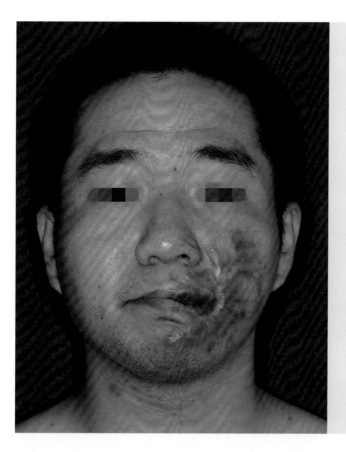

▲ 图 4-54　第 7 次激光术前
（间隔 1.5 个月）

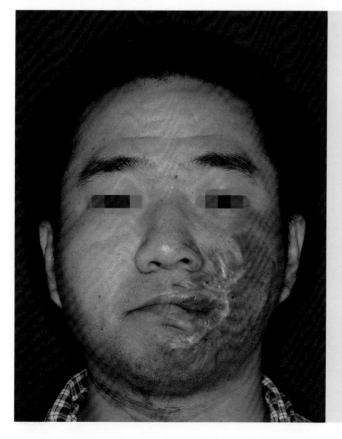

▲ 图 4-55　第 7 次激光术后
（即刻）

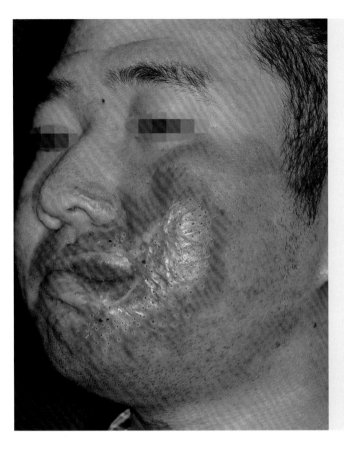

◀ 图 4-56　第 7 次激光术后
（即刻）

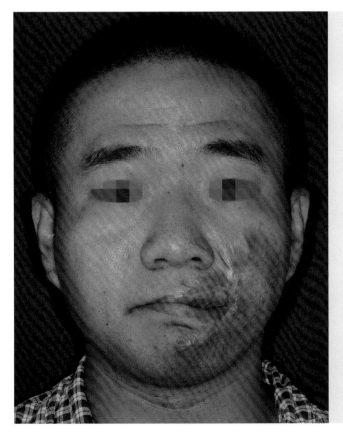

◀ 图 4-57　第 8 次 AFL 术前
（间隔 2 个月）

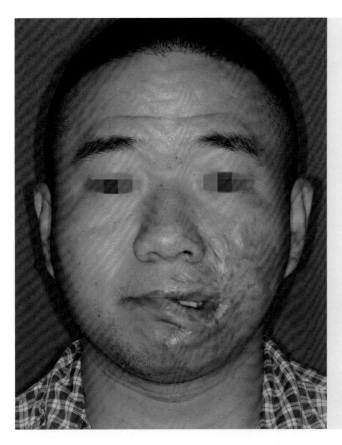

◀ 图 4-58 面部行胸部带蒂皮瓣移植术前（间隔 10 个月）

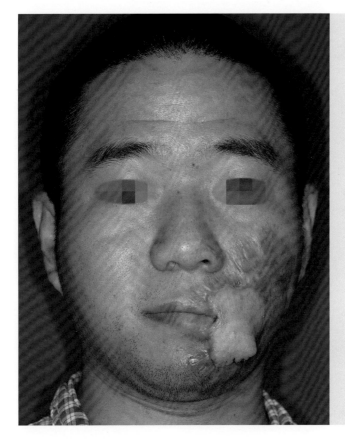

◀ 图 4-59 面部皮瓣断蒂术后（间隔 1 个月）

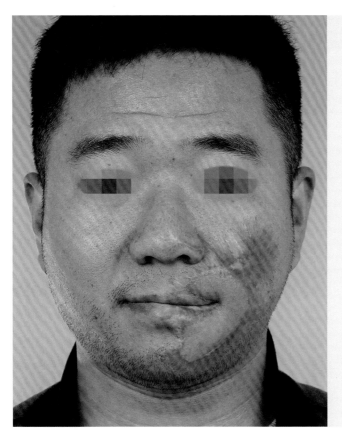

◀ 图 4-60 口唇皮瓣多次修整手术及面部 AFL 术后（间隔 2.5 年）

【编者点评】

AFL 可以应用在瘢痕挛缩皮瓣手术的术前和术后，术前目标是促进瘢痕成熟，减轻瘢痕挛缩；术后目标是抑制皮瓣边缘的瘢痕增生，减轻皮瓣的补丁样异常外观。

青年女性,左上肢烫伤后瘢痕增生伴疼痛 2 个月。

【瘢痕评估】

瘢痕分类:增生性瘢痕。

瘢痕分期:增生期。

风险分层:瘢痕高风险患者(女性,深度烧伤,张力部位)。

【诊疗思维】

左上肢烫伤区处于张力部位,深度烧伤,换药愈合,属于高风险瘢痕。本例患者瘢痕尚处于红色血管增生、水肿状态,处于瘢痕增生期。肘关节处早期无法判断是否会产生关节挛缩功能障碍。

ALPS 方案促进瘢痕尽早成熟,待瘢痕基本成熟时根据肘关节是否挛缩,评估是否需要手术。如果肘关节发生挛缩功能障碍,则行手术方案,术后采用 ALPS 方案治疗手术产生的线性瘢痕。该病例相关表现见图 4-61 至图 4-73。

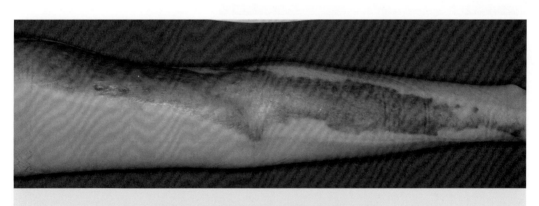

▲ 图 4-61　第 1 次 AFL 术前(伤后 2 个月)

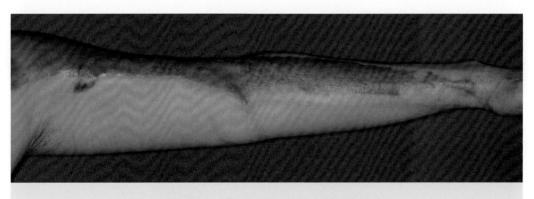

▲ 图 4-62　第 2 次 AFL 术前(间隔 17 天)

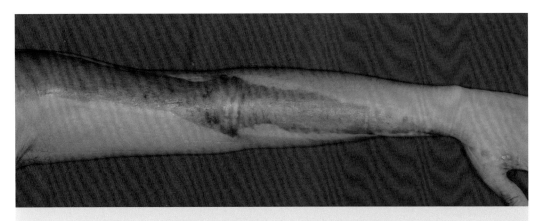

▲ 图 4-63　第 3 次 AFL 术前（间隔 11 天）

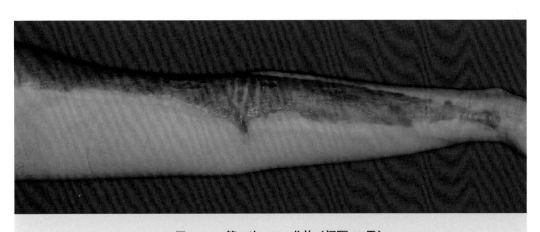

▲ 图 4-64　第 4 次 AFL 术前（间隔 12 天）

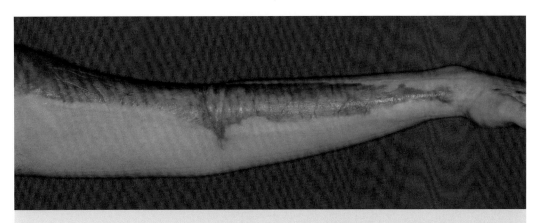

▲ 图 4-65　第 5 次 AFL 术前（间隔 11 天）

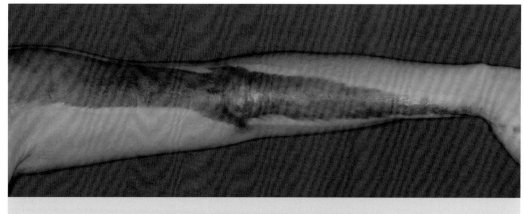

▲ 图 4-66　第 6 次 AFL 术前（间隔 10 天）

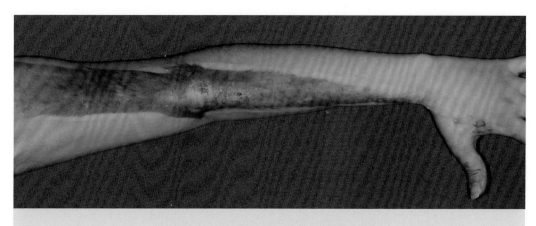

▲ 图 4-67　第 7 次 AFL 术前（间隔 14 天）

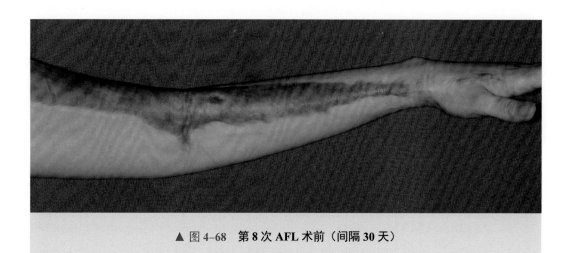

▲ 图 4-68　第 8 次 AFL 术前（间隔 30 天）

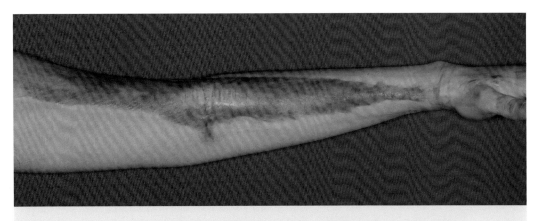

▲ 图 4-69　第 9 次 AFL 术前（间隔 14 天）

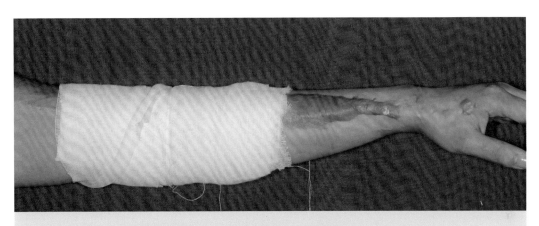

▲ 图 4-70　扩张器埋置术前（间隔 1.5 个月）

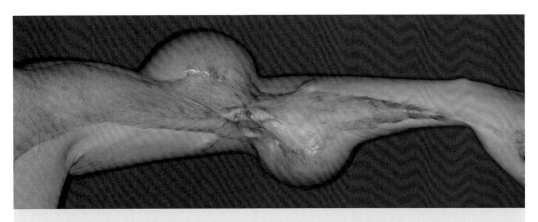

▲ 图 4-71　扩张期埋置术后 3 个月（扩张器取出 + 瘢痕切除 + 皮瓣术前）

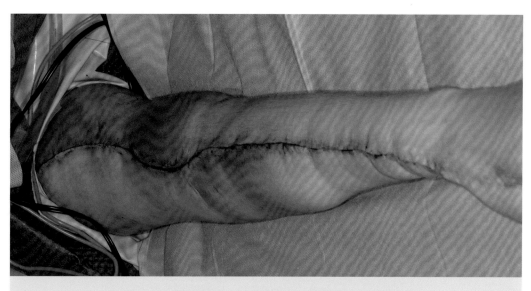

▲ 图 4-72 扩张器取出 + 瘢痕切除 + 皮瓣术中（间隔 1 天）

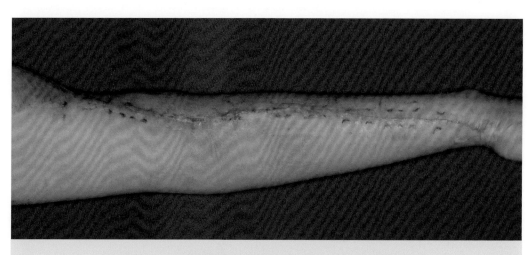

▲ 图 4-73 扩张器取出 + 瘢痕切除 + 皮瓣术后（间隔 18 天）

【编者点评】

　　手术方案是随着瘢痕的治疗结果而改变的，有功能障碍的瘢痕，原则是优先选择手术方案；手术产生的线性瘢痕采用 ALPS 方案早期治疗。为了抑制快速进展的瘢痕，10 天左右的 AFL 时间间隔也是安全的。

病例 7 烧伤后面颈部瘢痕增生伴功能障碍

中年女性，全身多处火焰烧伤 58%TBSA，因颈部瘢痕挛缩、口周瘢痕增生致张口受限 15 个月就诊。

【瘢痕评估】

瘢痕分类：增生性瘢痕，伴功能障碍。

瘢痕分期：未成熟期与成熟期瘢痕混合。

风险分层：瘢痕高风险患者。

【诊疗思维】

患者颈部伴有明显的功能障碍，颈部的瘢痕挛缩依靠全厚皮或者人工真皮＋薄自体皮移植会伴有明显挛缩，因此本例应用预扩张皮瓣手术来治疗颈部瘢痕挛缩。术后皮瓣周围的线性瘢痕依靠早期、定期 AFL 抑制线性瘢痕增生。颏部植皮区早期、定期 AFL 抑制皮片的瘢痕增生。该病例相关表现见图 4-74 至图 4-78。

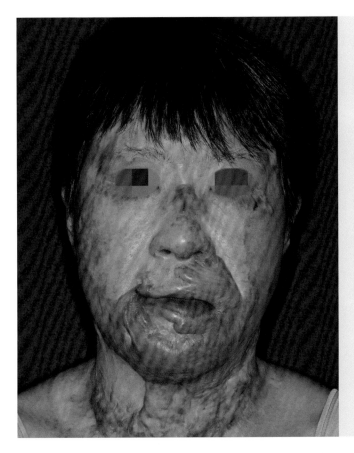

◀ 图 4-74 扩张器埋置手术前

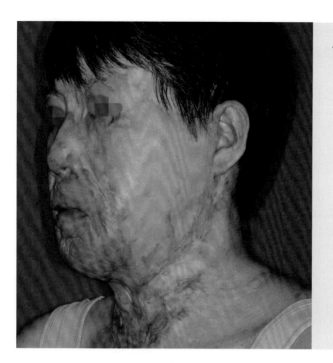

◀ 图 4-75 扩张期埋置手术前

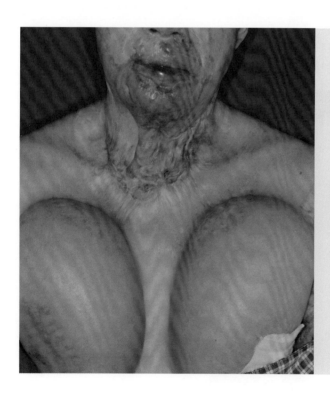

◀ 图 4-76 行扩张期取出预扩张皮瓣移植颈部 + 颏部全厚皮移植术前（双侧前胸扩张器埋置术后半年）

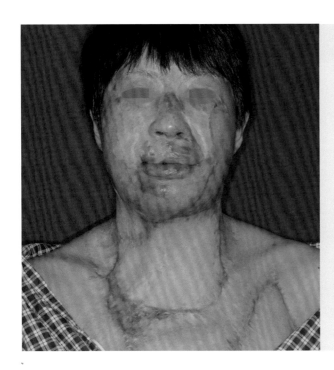

◀ 图 4-77　术后第 1 次 AFL 前（颈部皮瓣手术 + 颏部全厚皮移植术后 3 个月）

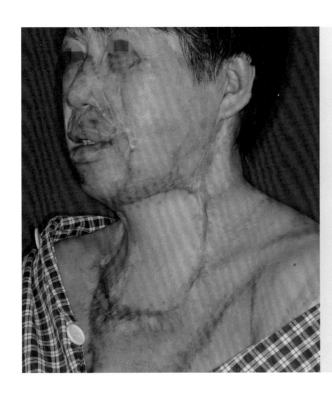

◀ 图 4-78　术后第 1 次 AFL 前（颈部皮瓣手术 + 颏部全厚皮移植术后 3 个月）

【编者点评】

对明显功能障碍的瘢痕，AFL 治疗效果不佳，此类患者 AFL 的价值在于早期应用促进功能障碍瘢痕的成熟，或者皮瓣、植皮术后的线性瘢痕和植皮区瘢痕的早期应用，预防皮瓣线性瘢痕和皮片瘢痕增生。

中年男性，双手火焰烧伤瘢痕增生伴功能障碍 10 个月。

【瘢痕评估】

瘢痕分类：增生性瘢痕。

瘢痕分期：增生期。

风险分层：瘢痕高风险患者（深度烧伤，网状植皮区）。

【诊疗思维】

植皮术后 10 个月感双手瘢痕增生、肿胀、活动受限。治疗策略为定期高能量的 AFL，既是机械松解瘢痕，又可以刺激瘢痕内部重塑、成熟。患者因自身原因，仅治疗了 3 次。可供对照的两张照片之间是治疗了 2 次的结果。该病例相关表现见图 4-79 至图 4-82。

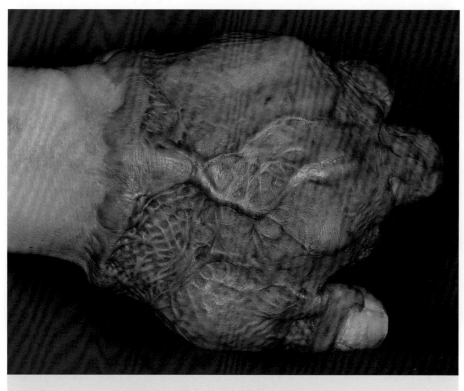

▲ 图 4-79　第 1 次 AFL 术前（伤后 10 个月）

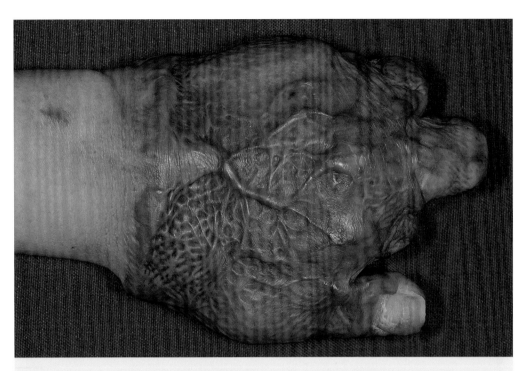

▲ 图 4-80 第 3 次 AFL 术前（与第 1 次 AFL 间隔 3 个月）

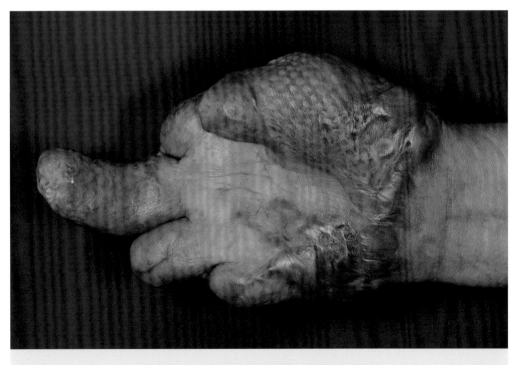

▲ 图 4-81 第 1 次 AFL 术前（伤后 10 个月）

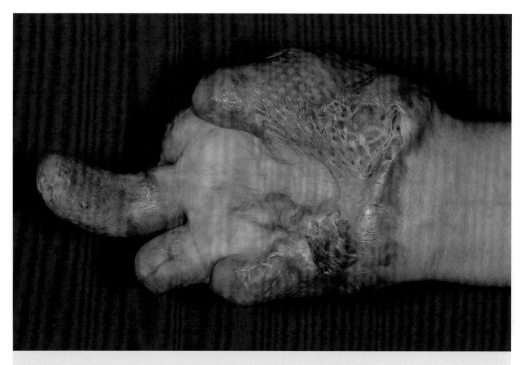

▲ 图 4-82　第 3 次 AFL 术前（与第 1 次 AFL 间隔 3 个月）

【编者点评】

在瘢痕增生期时，进行较少次数的治疗，瘢痕外观改善可能不明显，但当在高清的数码照片下仔细观察，仍能看到细微的改善。告知患者瘢痕细微的改善，有助于树立患者坚持治疗的信心。

病例 9　烫伤后左上肢成熟增生性瘢痕

青年女性，左上肢烫伤瘢痕增生 20 余年就诊。

【瘢痕评估】

瘢痕分类：增生性瘢痕。

瘢痕分期：成熟期。

风险分层：瘢痕高风险患者。

【诊疗思维】

儿童时烫伤导致左上肢瘢痕增生，20 余年瘢痕增生为成熟瘢痕。因职业关系拒绝手术，要求治疗无停工期。治疗方案：定期门诊 AFL，以较长的治疗时间换治疗效果。该病例相关表现见图 4-83 至图 4-93。

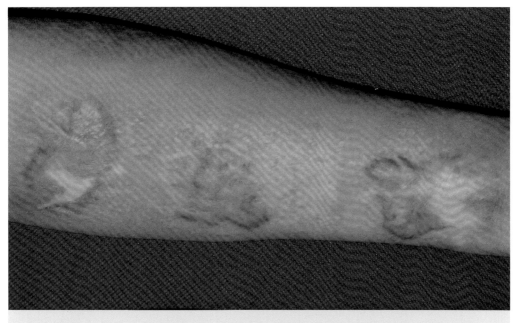

▲ 图 4-83　第 3 次 AFL 术前（与第 2 次 AFL 间隔 3 个月）

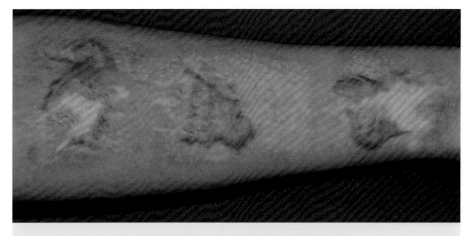

▲ 图 4-84 第 4 次 AFL 术前（间隔 3 个月）

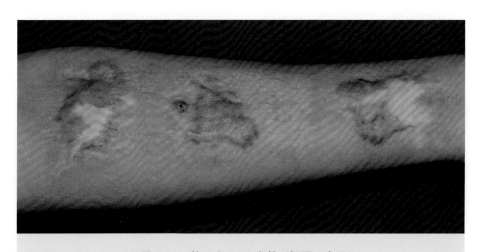

▲ 图 4-85 第 5 次 AFL 术前（间隔 3 个月）

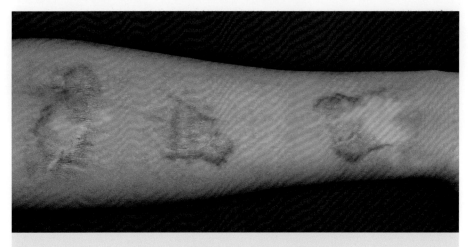

▲ 图 4-86 第 6 次 AFL 术前（间隔 3 个月）

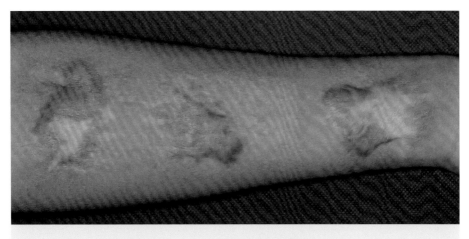

▲ 图 4-87　第 7 次 AFL 术前（间隔 3 个月）

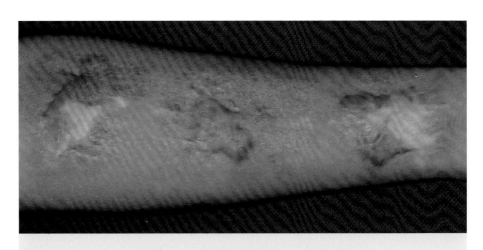

▲ 图 4-88　第 8 次 AFL 术前（间隔 3 个月）

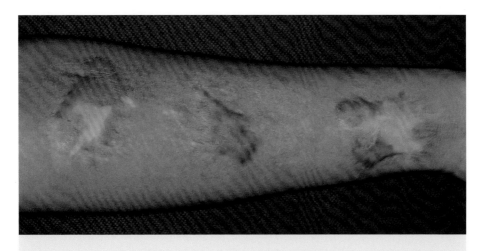

▲ 图 4-89　第 9 次 AFL 术前（间隔 3 个月）

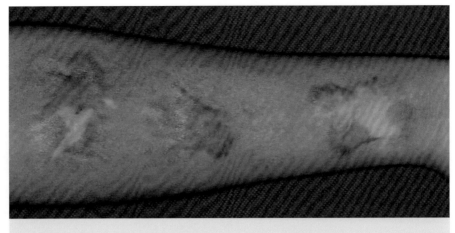

▲ 图 4-90　第 10 次 AFL 术前（间隔 3 个月）

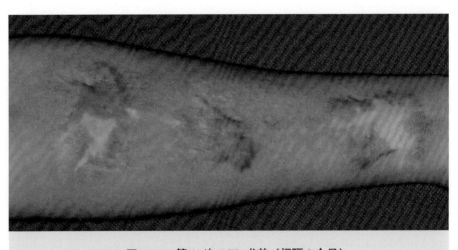

▲ 图 4-91　第 11 次 AFL 术前（间隔 3 个月）

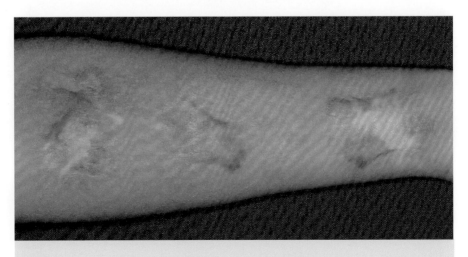

▲ 图 4-92　第 12 次 AFL 术前（间隔 3 个月）

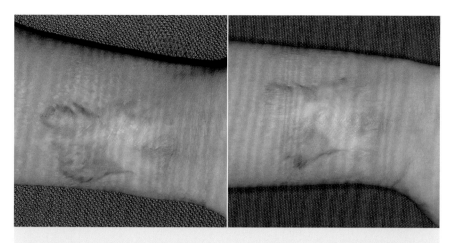

▲ 图 4–93　第 3 次（左）和第 12 次（右）AFL 术前，手腕部成熟瘢痕对比

【编者点评】

对成熟的增生性瘢痕，单纯 AFL 效果确切，表现为随着治疗次数的增加，瘢痕厚度逐渐变薄，但是需要较长治疗时间。需要提前告知患者，在效率和微创之间，让患者自己选择合适的方案。

中年男性，全身多处火焰烧伤后瘢痕增生 4 个月就诊。

【瘢痕评估】

瘢痕分类：增生性瘢痕。

瘢痕分期：未成熟期。

风险分层：瘢痕高风险患者。

【诊疗思维】

该患者后背为深度烧伤创面，换药愈合，为瘢痕高风险患者。治疗思路是立即开始整个瘢痕区域的 ALPS 方案治疗，AFL 治疗每月 1 次，直至瘢痕稳定。实际的时间间隔和治疗次数受患者个人意愿影响。该病例相关表现见图 4-94 和图 4-95。

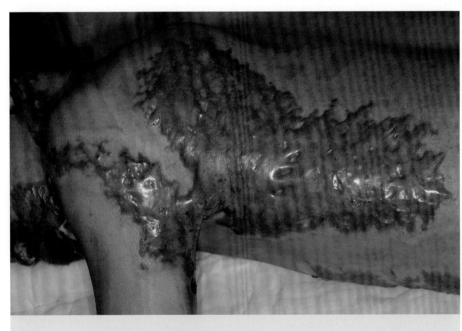

▲ 图 4-94　第 1 次 AFL 前（伤后 4 个月）

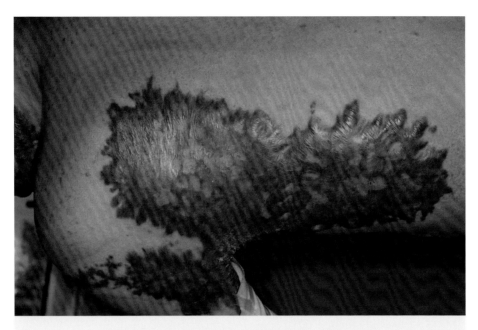

▲ 图 4-95　第 2 次 AFL 前（间隔 2 个月，伤后 6 个月）

【编者点评】

　　该病例 AFL 治疗 1 次后，配合压力、硅酮贴片治疗，瘢痕厚度明显减低，水肿明显消退，表现为瘢痕表皮出现纹理，这是瘢痕发展到可控程度的临床表现，意味着瘢痕内的炎症反应和血管增生趋势受到抑制。笔者倾向认为，AFL 的快速降低瘢痕厚度的作用并不是减少了瘢痕内的胶原容量，而是减轻了瘢痕内血管通透性和水肿。这种临床表现在本书多个病例中都可以观察到。

老年女性，心脏手术后胸部切口瘢痕增生伴疼痛 1 个月。

【瘢痕评估】

瘢痕分类：增生性瘢痕。

瘢痕分期：增生期。

风险分层：瘢痕高风险患者（女性，张力部位）。

【诊疗思维】

胸部开胸手术切口由于处于张力部位，女性该处组织还受乳房重力牵拉，是瘢痕容易增生的部位。本例患者瘢痕尚处于红色血管增生、水肿状态，处于瘢痕增生期。患者主诉疼痛难忍，无法睡眠。

先尝试高能量、低密度 AFL+ 复方倍他米松 LADD 治疗，患者诉 AFL 治疗 4 次后改善不明显。于是谨慎术前准备前提下行瘢痕切除 +W 成形术。术后症状明显改善，AFL 治疗 2 次后，采取常规抗瘢痕手段抗瘢痕。该病例相关表现见图 4-96 至图 4-102。

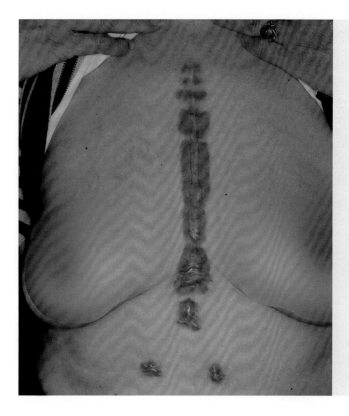

◀ 图 4-96　第 1 次 AFL 术前（术后 1 个月）

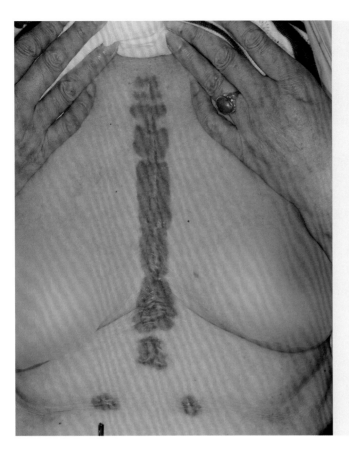

◀ 图 4-97　第 2 次 AFL 术前
（间隔 1 个月）

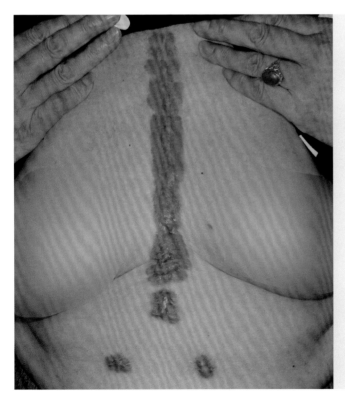

◀ 图 4-98　第 3 次 AFL 术前
（间隔 1 个月）

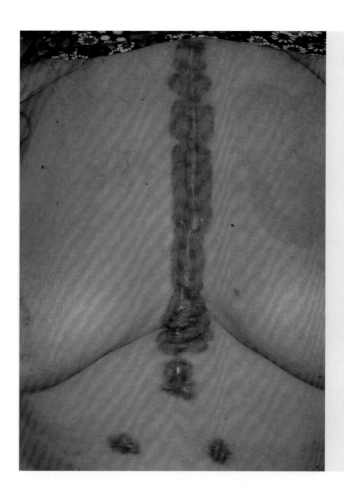

◀ 图 4-99　手术前（间隔 2 个月）

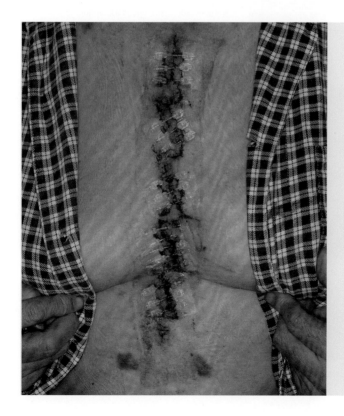

◀ 图 4-100　手术后（术后 11 天）

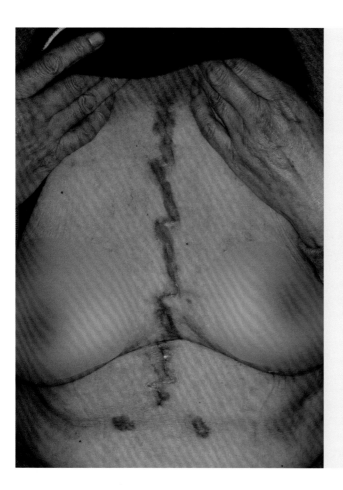

◀ 图 4-101　手术后第 1 次 AFL 术前
（间隔 1 个月）

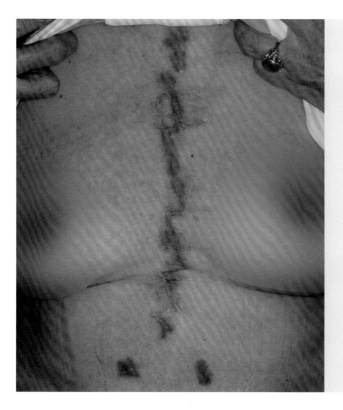

◀ 图 4-102　手术后第 2 次 AFL 术前
（间隔 1 个月）

【编者点评】

瘢痕增生伴有周围正常皮肤的充血，意味着瘢痕将会剧烈发展。在瘢痕增生期的水肿发展期进行 AFL 治疗，效果显现比较慢，这是因为此时伤口刚愈合不久，刺激瘢痕旺盛发展的因素占据主导地位，需要多次 AFL 刺激才能逐渐改善瘢痕内部的炎症和血管增生状态，当 AFL 的作用占据主导地位时，治疗效果才能显现。该类患者用乳罩加强乳房的收紧上提，减轻重力作用导致的伤口张力可能也有治疗意义。

病例 12　烧伤后颈部瘢痕增生伴功能障碍

青年女性，颈部烧伤后瘢痕增生 10 个月。

【瘢痕评估】

瘢痕分类：增生性瘢痕。

瘢痕分期：成熟期。

风险分层：瘢痕高风险患者（伴有功能障碍，张力部位）。

【诊疗思维】

条索状瘢痕伴有轻度牵拉的功能障碍，预估单纯 AFL 效果不佳，患者希望在不采取手术前提下先尝试。AFL 治疗 4 次后，效果不佳，瘢痕反而有所增生。后续如果继续 AFL，仍有把握将瘢痕治疗成熟。建议患者先行手术松解，术后配合 AFL 防治瘢痕。该病例相关表现见图 4-103 至图 4-107。

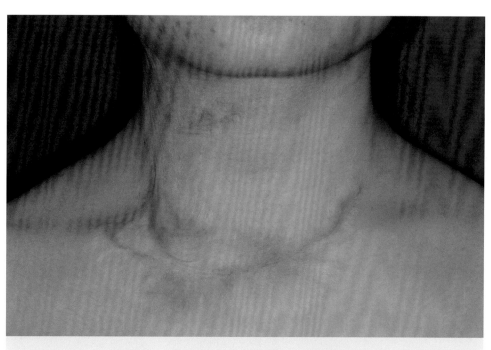

▲ 图 4-103　第 1 次 AFL 术前（伤后 10 个月）

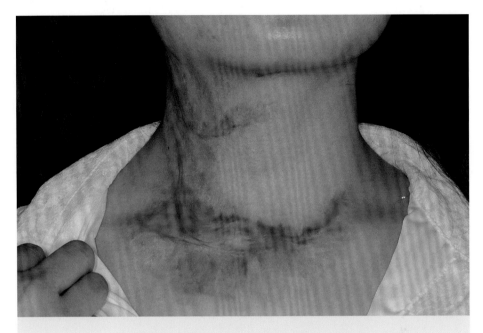

▲ 图 4-104　第 2 次 AFL 术前（间隔 1.5 个月）

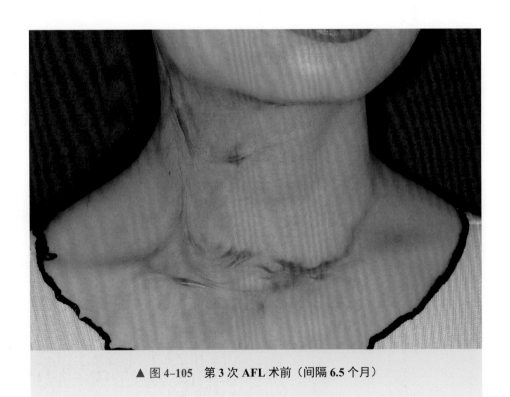

▲ 图 4-105　第 3 次 AFL 术前（间隔 6.5 个月）

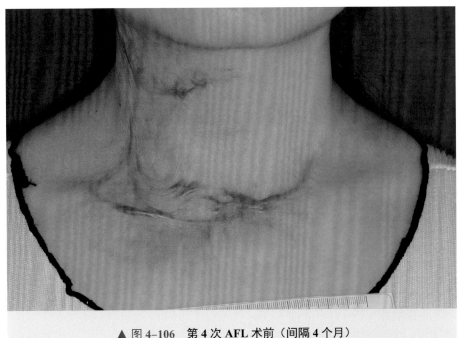

▲ 图 4-106　第 4 次 AFL 术前（间隔 4 个月）

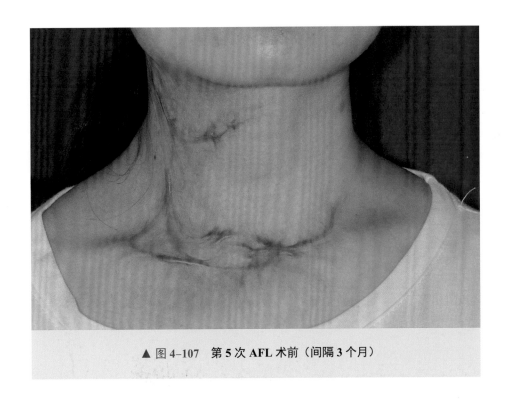

▲ 图 4-107　第 5 次 AFL 术前（间隔 3 个月）

【编者点评】

　　这是一个单纯 AFL 治疗效果不佳的病例，但对读者仍有意义。条索状并伴有牵拉的瘢痕，先采取连续 Z 瓣松解，术后配合 AFL 治疗应该是比单纯 AFL 治疗效果更好的选择。

中年男性，火焰烧伤全身多处瘢痕增生 7 个月。

【瘢痕评估】

瘢痕分类：增生性瘢痕。

瘢痕分期：增生期。

风险分层：瘢痕高风险患者（双手植皮，张力部位）。

【诊疗思维】

双手植皮区处于张力部位，瘢痕增生明显并伴有水肿，属于高风险瘢痕。面部瘢痕增生不明显，主要是瘢痕血管充血，属于中低风险瘢痕。

双手瘢痕予 ALPS 方案，每次 AFL 配合复方倍他米松 LADD 治疗。面部瘢痕予 ALPS 方案治疗，可以不用配合复方倍他米松 LADD 治疗。该病例相关表现见图 4-108 至图 4-113。

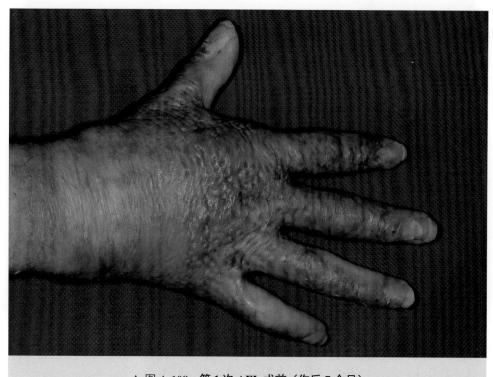

▲ 图 4-108　第 1 次 AFL 术前（伤后 7 个月）

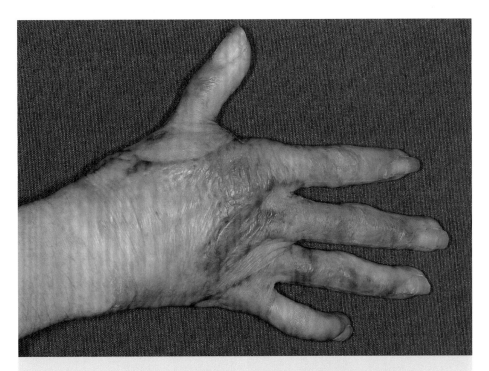

▲ 图 4-109　第 3 次 AFL 术前（距离第 1 次 AFL 间隔 14 个月）

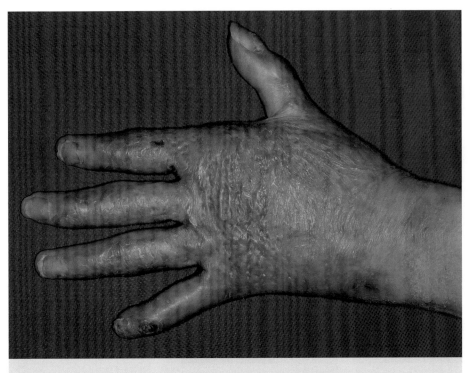

▲ 图 4-110　第 1 次 AFL 术前（伤后 7 个月）

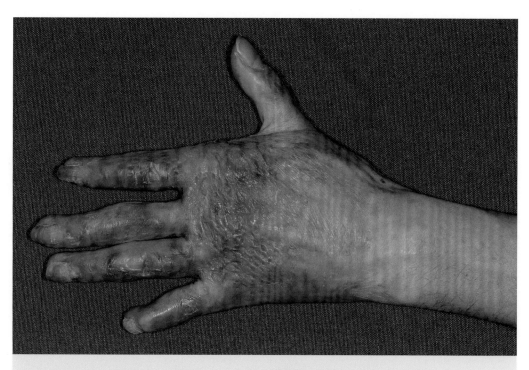

▲ 图 4-111　第 3 次 AFL 术前（距离第 1 次 AFL 间隔 14 个月）

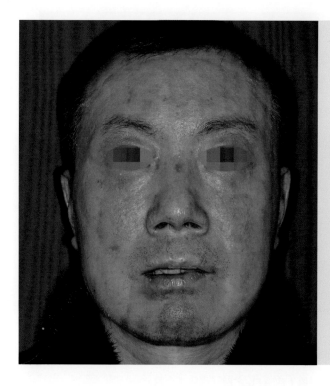

◀ 图 4-112　第 1 次 AFL 术前
（伤后 7 个月）

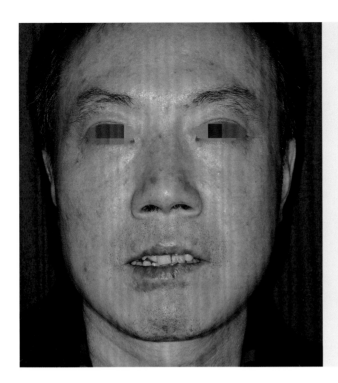

◀ 图 4-113　第 3 次 AFL 术前
（距离第 1 次 AFL 间隔 14 个月）

【编者点评】

　　对于高风险的瘢痕，AFL 治疗时建议配合激素 LADD，增加治疗效率；对于中低风险瘢痕，AFL 治疗时可以配合激素 LADD 也可以不配合，需根据治疗后的瘢痕反应决定。

青少年男性，面部火焰烧伤后双下眼睑挛缩瘢痕增生 2.5 年。

【瘢痕评估】

瘢痕分类：增生性瘢痕。

瘢痕分期：增生期。

风险分层：瘢痕高风险患者。

【诊疗思维】

面部大面积烧伤，早期未行 AFL 治疗，双下眼睑虽然轻度挛缩，但患者感受明显不适。由于眼周都为轻度增生瘢痕皮肤，弹性较差，单纯依靠 AFL 松解瘢痕挛缩的可靠性不明确，即使有效，也需要较长的治疗时间才能显效。患者尝试 AFL 治疗 1 次后，同意行 VY 皮瓣松解。皮瓣松解后早期患者挛缩明显减轻，约 3 周后由于手术线性瘢痕开始增生，又感到双下眼睑挛缩明显，后续治疗策略为定期 AFL+ 激素 LADD 治疗。为了增加面部瘢痕松解的效果，AFL 区域可以扩大到整个面部，而不是单纯双下眼睑区域。AFL 治疗 4 次后，双下眼睑瘢痕稳定，挛缩感消失。该病例相关表现见图 4-114 至图 4-119。

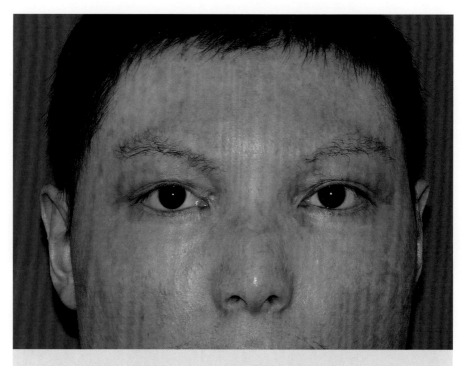

▲ 图 4-114　第 1 次 AFL 术前（伤后 2.5 年）

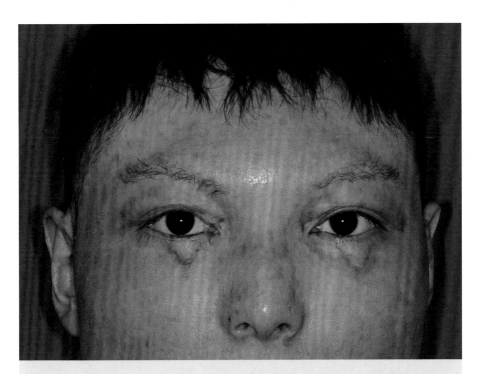

▲ 图 4-115 第 2 次 AFL 术前（距第 1 次 AFL 间隔 1.5 个月，双下眼睑 VY 皮瓣术后 1 周）

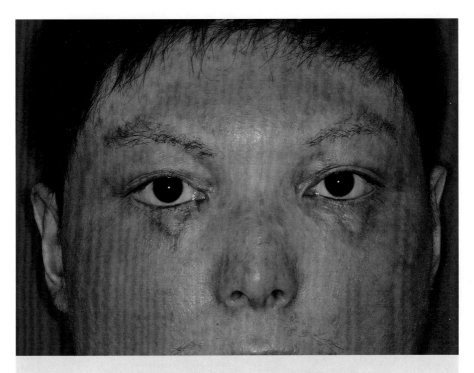

▲ 图 4-116 第 3 次 AFL 术前（间隔 1 个月）

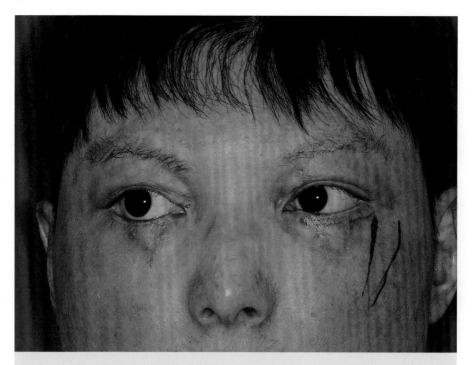

▲ 图 4-117　第 4 次 AFL 术前（全脸 AFL，间隔 1.5 个月）

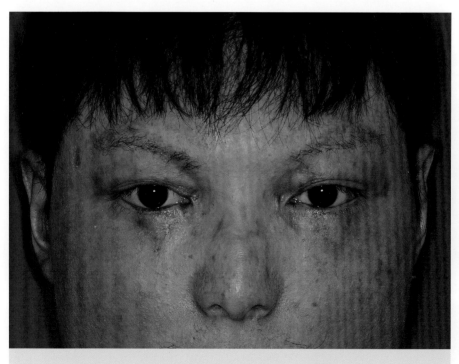

▲ 图 4-118　第 5 次 AFL 术前（全脸 AFL，间隔 1.5 个月）

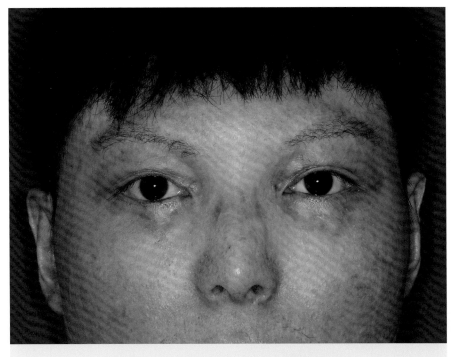

▲ 图 4-119　第 6 次 AFL 术前（间隔 3 个月）

【编者点评】

扩大进行 AFL 的瘢痕区域，有助于局部的目标部位的瘢痕挛缩松解。

中年男性，因全身多处火焰烧伤 55%TBSA，下颌瘢痕增生 1.5 年就诊。

【瘢痕评估】

瘢痕分类：增生性瘢痕。

瘢痕分期：成熟期与未成熟期混合（胡须毛囊感染刺激下颌处瘢痕持续活跃增生）。

风险分层：瘢痕高风险患者（张力部位）。

【诊疗思维】

中年男性，伤后 1.5 年常规抗瘢痕 + 瘢痕康复，下颌瘢痕部分成熟，无法消退。

手术去除大部分增生性瘢痕，去除感染的毛囊，高质量减张缝合，线性瘢痕愈合后，术后开始每月 1 次的 AFL 治疗，直至瘢痕成熟。该病例相关表现见图 4-120 至图 4-123。

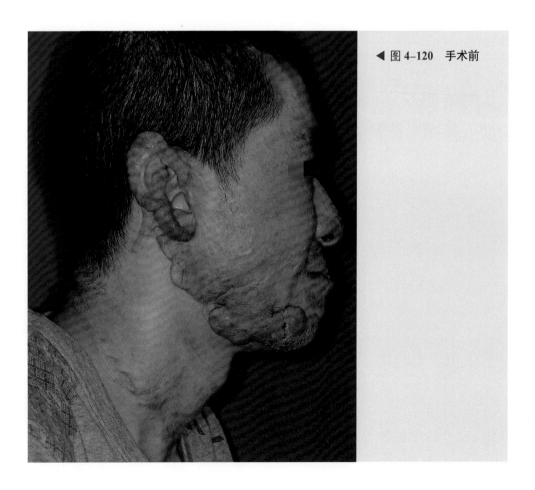

◀ 图 4-120　手术前

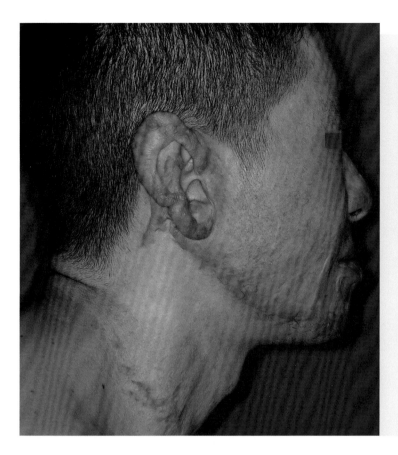

◀ 图 4-121　手术后2 个月

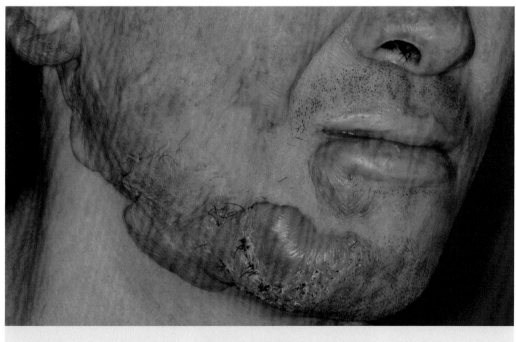

▲ 图 4-122　手术前

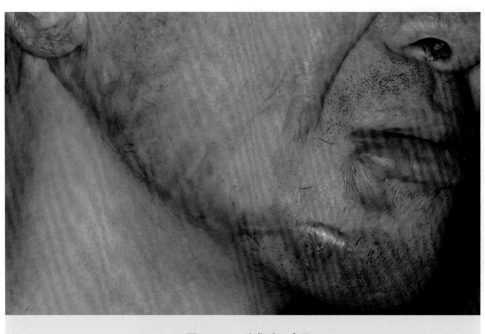

▲ 图 4-123　手术后 2 个月

【编者点评】

　　成熟的严重增生性瘢痕靠常规非手术方案，很难减少其容量。建议手术快速去除瘢痕容量，联合 AFL 治疗防治术后瘢痕增生。

病例 16　烧伤后双下肢瘢痕增生伴功能障碍

中年女性，因全身多处火焰烧伤 70%TBSA，换药加手术治疗愈合，瘢痕增生 5 个月就诊。

【瘢痕评估】

瘢痕分类：增生性瘢痕，伴功能障碍（双膝关节屈曲障碍）。

瘢痕分期：未成熟期。

风险分层：瘢痕高风险患者。

【诊疗思维】

中年女性，双下肢深度烫伤，邮票植皮修复创面，伤后 5 个月常规抗瘢痕方案（弹力衣＋硅酮贴）控制不佳，伴有双膝关节屈曲障碍。本例在常规抗瘢痕方案中加用 AFL，4 次 AFL 后，瘢痕增生趋势明显控制，表现为瘢痕充血肿胀减轻，疼痛瘙痒减轻，关节活动度改善。该病例相关表现见图 4-124 至图 4-128。

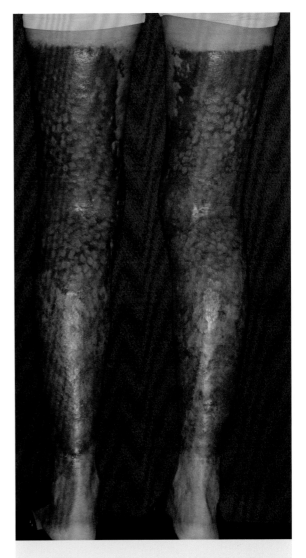

▲ 图 4-124　第 1 次 AFL 前（伤后 5 个月）

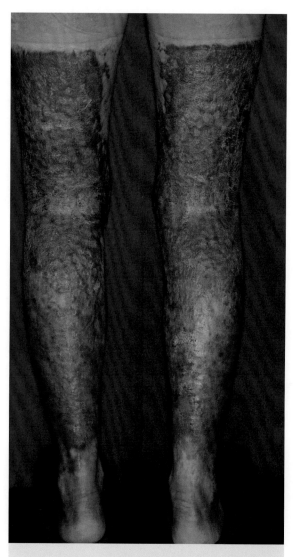

▲ 图 4-125　第 1 次 AFL 后 4 天

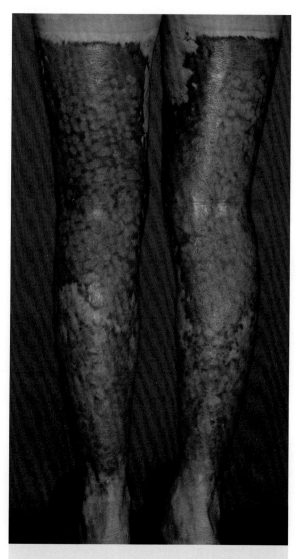

▲ 图 4-126　第 2 次 AFL 前（与上次间隔 1.6 个月）

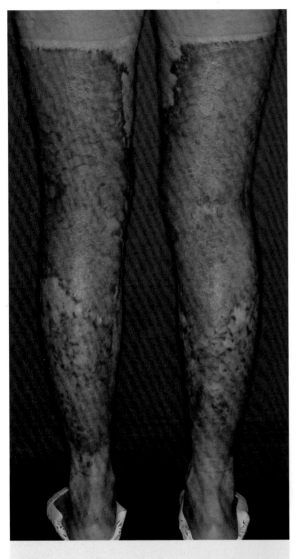

▲ 图 4-127　第 3 次 AFL 前（与上次间隔 3 个月）

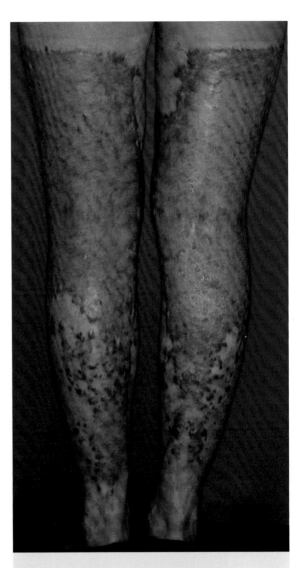

▲ 图 4-128　第 4 次 AFL 前（与上次间隔 5 个月）

【编者点评】

　　成人深度烧伤创面微型皮片移植术创面愈合后，必然随之而来的是旺盛的瘢痕增生。建议此类高风险瘢痕患者不必等待瘢痕明显增生时再考虑 AFL，而是创面愈合后即开始 ALPS 方案治疗。本例患者的时间间隔并没有保持每月 1 次，而是根据患者瘢痕增生情况，由患者判断瘢痕增生趋势严重时，随时开始新的一次 AFL 治疗。本病例可见 AFL 术后 4 天，瘢痕水肿的明显改善。这种改变在水肿明显的瘢痕经 AFL 治疗后常见。

青年男性，火焰烧伤全身多处瘢痕增生 6 个月就诊。

【瘢痕评估】

瘢痕分类：增生性瘢痕伴功能障碍（左下眼睑挛缩，小口畸形，鼻畸形）。

瘢痕分期：增生期。

风险分层：瘢痕高风险患者（深度烧伤）。

【诊疗思维】

面部大面积深度烧伤，左侧面部、额部植皮术后，左下眼睑挛缩，小口畸形，鼻畸形。治疗方案为尽早开始 ALPS 方案，择期行小口开大手术。左下眼睑挛缩依靠多次 AFL 改善，如果左下眼睑瘢痕成熟后挛缩仍未改善，再行手术植皮。鼻部外观畸形无功能障碍，待瘢痕成熟后再行手术治疗。该病例相关表现见图 4-129 至图 4-131。

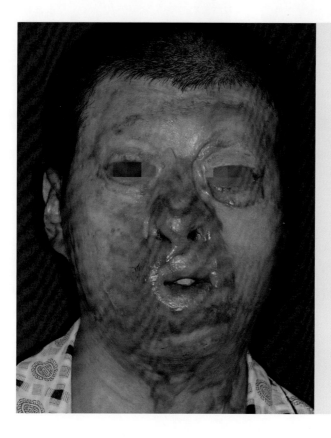

◀ 图 4-129　第 2 次 AFL 前（伤后 5 个月）

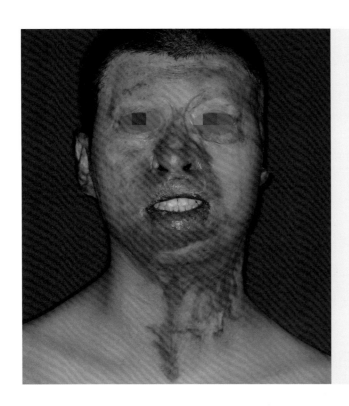

◀ 图 4-130　第 4 次 AFL 前
（每个月 1 次）

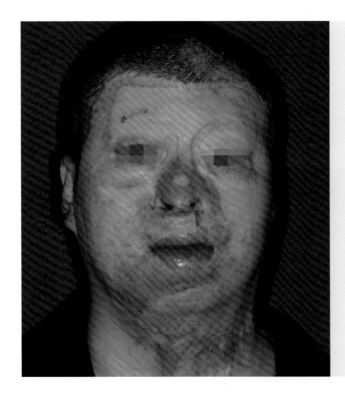

◀ 图 4-131　第 6 次 AFL 前
（距第 4 次 AFL14 个月）

【编者点评】

　　深度损伤换药愈合和植皮愈合的创面都是大概率瘢痕增生，建议早期开始 AFL。下眼睑的轻度
挛缩，单纯 AFL 治疗有效，可以避免积极手术。

中年女性，外耳烧伤后瘢痕增生 5 个月余。

【瘢痕评估】

瘢痕分类：增生性瘢痕。

瘢痕分期：增生期。

风险分层：瘢痕高风险患者（深度烧伤）。

【诊疗思维】

该患者耳部深度烧伤换药愈合，大概率瘢痕增生，在伤后 5 个月时左耳虽有瘢痕增生，但是并不剧烈。有文献报道可将机械或者磁性原理的压力装置（压力夹）应用于耳部瘢痕的压力治疗，但是临床上应用极少。本例患者应用定期 AFL + 激素（复方倍他米松）LADD，未配合压力治疗，效果明确。该病例相关表现见图 4-132 和图 4-133。

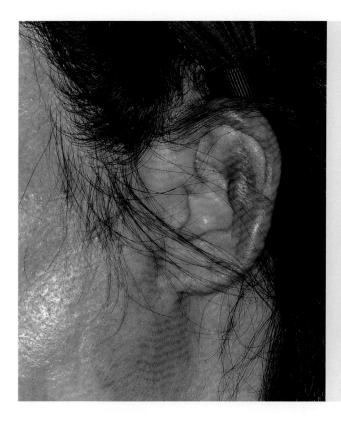

◀ 图 4-132　第 1 次 AFL 前（伤后 5 个月）

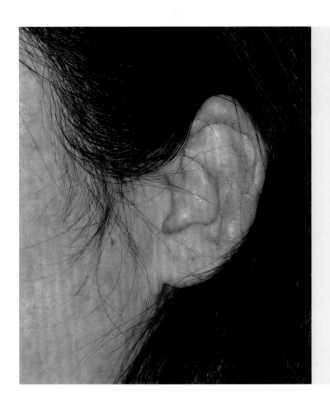

◀ 图 4–133　第 3 次 AFL 前（第 3 次 AFL 与第 2 次 AFL 间隔 10 个月；第 2 次 AFL 与第 1 次 AFL 间隔 2 个月）

【编者点评】

对于外耳、鼻尖、鼻翼等不适合采用常规压力治疗方法的解剖部位，定期 AFL+ 激素 LADD 治疗是一个可行的有效方案。在密切观察瘢痕发展趋势的基础上，决定 AFL 治疗的时间间隔长短。瘢痕发展较快，则需要较短的时间间隔；瘢痕发展较慢，可以采取较长的时间间隔。

病例 19　右手烧伤植皮术后瘢痕增生伴功能障碍

青年男性，右手烧伤植皮术后瘢痕增生 28 个月。

【瘢痕评估】

瘢痕分类：增生性瘢痕伴功能障碍。

瘢痕分期：增生期。

风险分层：瘢痕高风险患者（植皮术后，张力部位）

【诊疗思维】

该患者右手烧伤植皮术后 28 个月后瘢痕仍充血、水肿，提示瘢痕仍在增生期。本例患者高度重视手功能的恢复，雇有私人康复师，持续功能康复及保守抗瘢痕治疗，仍然发展到此种现状。如能早期进行 ALPS 方案，配合功能康复，效果可能更好。

本例加用 AFL+ 复方倍他米松 LADD，患者自认为一次 AFL 效果不显著，1 年以后才来复诊。通过照片对比，可以发现治疗前后的手背瘢痕仍有明显的改善，治疗后手背瘢痕水肿改善，纤维化减轻，表皮纹理出现。不能排除存在时间作用下瘢痕自身成熟的因素，但仍提示，单次点阵激光仍有意义。该病例相关表现见图 4-134 和图 4-135。

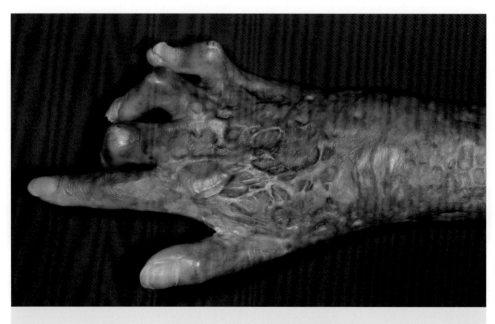

▲ 图 4-134　第 1 次 AFL 治疗前

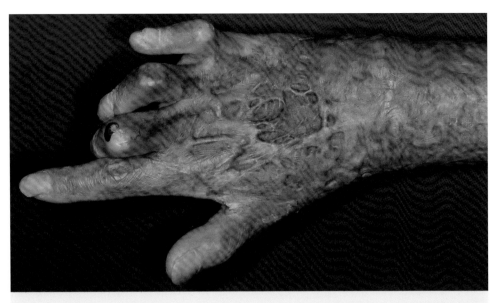

▲ 图 4-135　第 2 次 AFL 治疗前（间隔 1 年）

【编者点评】

对于单次点阵激光的效果评估，患者个人评估或者瘢痕量表评估，经常会得出阴性结果。高清数码摄影和各种客观评估可以观察到瘢痕的细微改善，这对增强医患双方继续治疗的信心非常有意义。

老年男性，大面积烧伤左下眼睑植皮术后双下眼睑挛缩半年。

【瘢痕评估】

瘢痕分类：增生性瘢痕伴功能障碍。

瘢痕分期：增生期。

风险分层：瘢痕高风险患者（深度烧伤，张力部位）。

【诊疗思维】

左下眼睑轻度挛缩，预计依靠 AFL + 复方倍他米松 LADD 治疗有效；右下眼睑挛缩程度较严重，需要手术植皮后再行 AFL 治疗，预防皮片挛缩。该病例相关表现见图 4-136 至图 4-138。

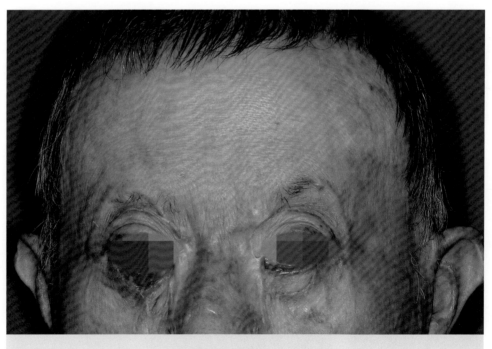

▲ 图 4-136　第 1 次 AFL 术前（伤后 6 个月）

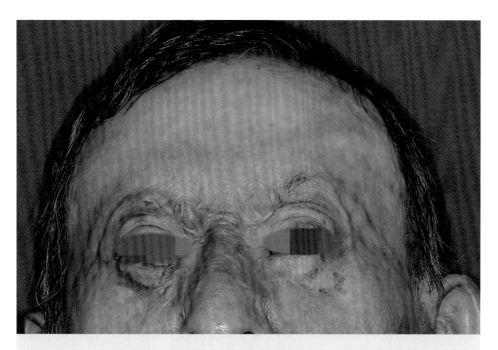

▲ 图 4-137　第 2 次 AFL 术前（距离第 1 次 AFL 间隔 3 个月，右下眼睑植皮术后 1 个月）

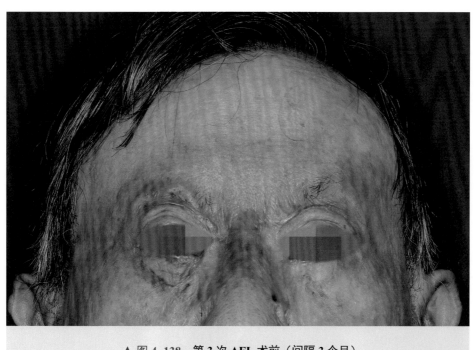

▲ 图 4-138　第 3 次 AFL 术前（间隔 3 个月）

【编者点评】

功能部位的植皮皮片，建议术后定期 AFL 治疗，预防皮片挛缩。

病例 21 烧伤后面颈部瘢痕增生

青年男性，面颈部化学物质烧伤后瘢痕增生 2 个月。

【瘢痕评估】

瘢痕分类：增生性瘢痕。

瘢痕分期：增生期。

风险分层：瘢痕高风险患者（深度烧伤，植皮术后，张力部位）。

【诊疗思维】

该患者面颈部深度烧伤植皮+换药愈合，大概率瘢痕增生，在伤后 2 个月时瘢痕增生充血明显。预估右侧颈部有瘢痕挛缩功能障碍可能。本例患者应用定期 AFL+ 激素（复方倍他米松）LADD，配合压力治疗，6 次治疗后，瘢痕充血改善，成熟倾向明显，继续 AFL 治疗，预测可以基本变平及恢复皮肤颜色。该病例相关表现见图 4-139 至图 4-144。

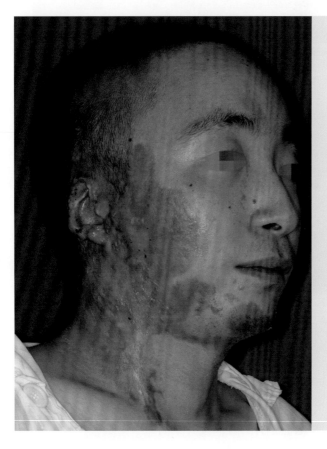

◀ 图 4-139　第 1 次 AFL 前（伤后 2 个月）

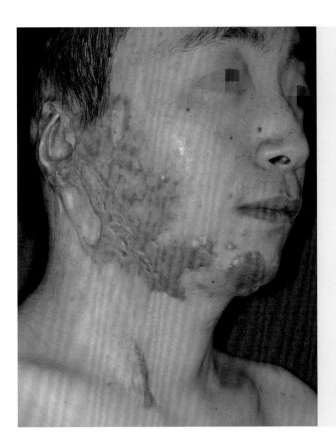

◀ 图 4-140　第 6 次 AFL 前
（距第 1 次 AFL 间隔 14 个月）

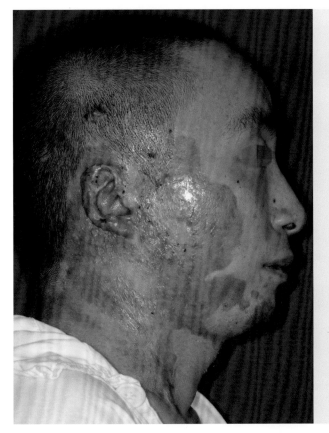

◀ 图 4-141　第 1 次 AFL 前
（伤后 2 个月）

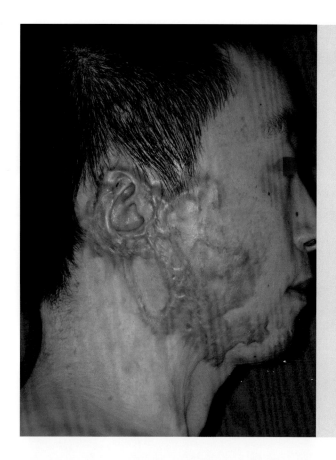

◀ 图 4-142　第 6 次 AFL 前
（距第 1 次 AFL 间隔 14 个月）

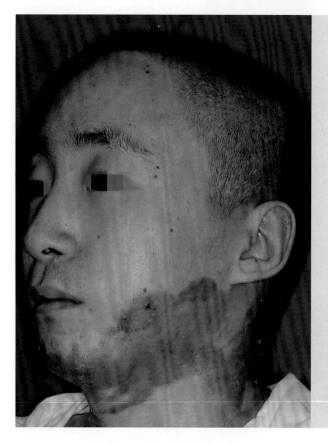

◀ 图 4-143　第 1 次 AFL 前
（伤后 2 个月）

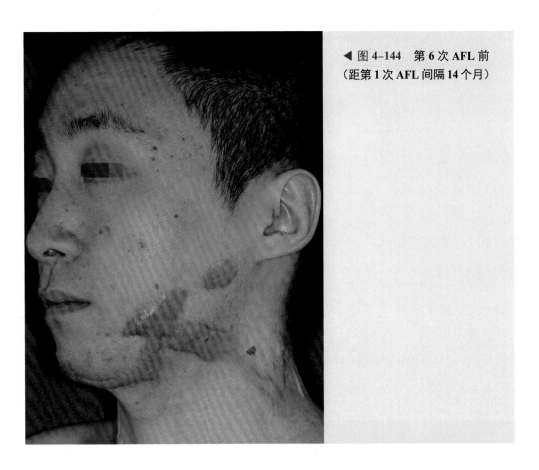

◀ 图 4-144　第 6 次 AFL 前
（距第 1 次 AFL 间隔 14 个月）

【编者点评】

　　对于瘢痕增生高风险患者的瘢痕祛红治疗，我更偏向于直接应用 AFL+ 激素（复方倍他米松）LADD，而不是强脉冲光（IPL）及脉冲染料激光（PDL）。原因是 AFL 作用深度更深，效率更高。

中年男性，面部烧伤瘢痕增生伴感染 16 个月。

【瘢痕评估】

瘢痕分类：增生性瘢痕。

瘢痕分期：增生期。

风险分层：瘢痕低险患者。

【诊疗思维】

面部烧伤创面愈合后 16 个月，面部反复毛囊炎，怀疑为金黄色葡萄球菌感染，多种抗感染药物局部应用，效果不佳。予定期 AFL 治疗，单次 AFL 及术后局部抗感染凝胶治疗后面部感染即改善。后续定期 AFL，预防瘢痕增生。该病例相关表现见图 4-145 至图 4-153。

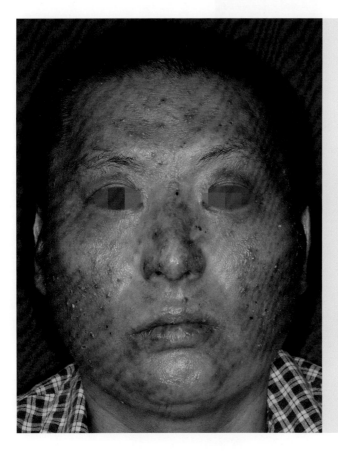

◀ 图 4-145　第 1 次 AFL 术前
（伤后 1 年 4 个月）

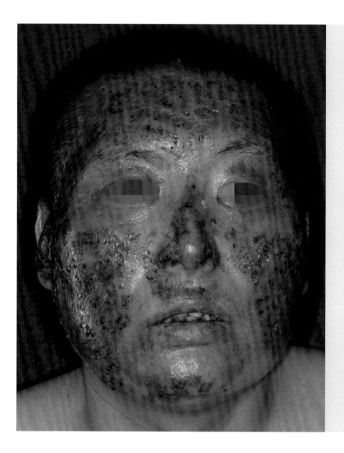

◀ 图 4-146　第 1 次 AFL 术后第 2 天

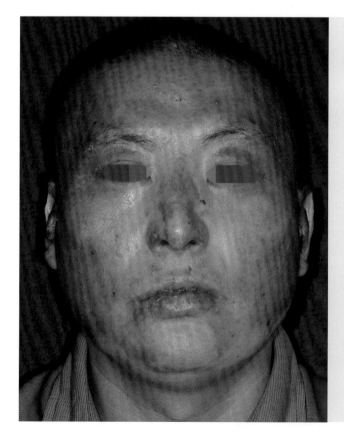

◀ 图 4-147　第 2 次 AFL 术前（间隔 1 个月）

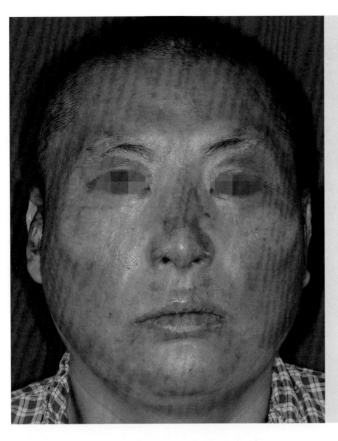

◀ 图 4-148　第 3 次 AFL 术前
（间隔 1 个月）

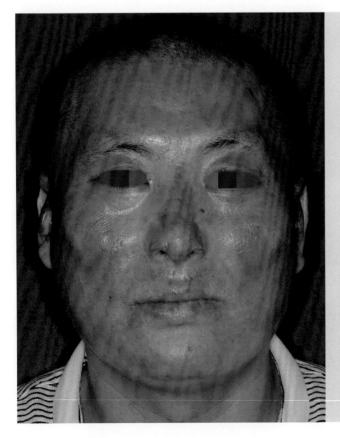

◀ 图 4-149　第 4 次 AFL 术前
（间隔 15 天）

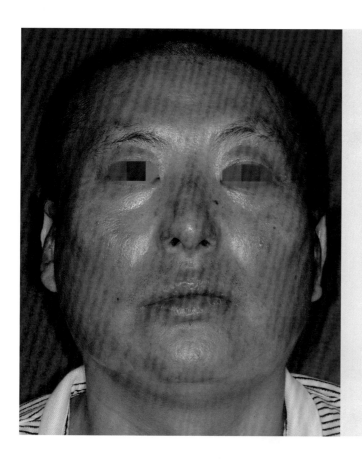

◀ 图 4–150　第 5 次 AFL 术前
（间隔 12 天）

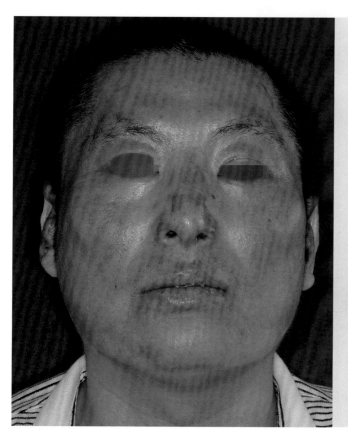

◀ 图 4–151　第 6 次 AFL 术前
（间隔 1.5 个月）

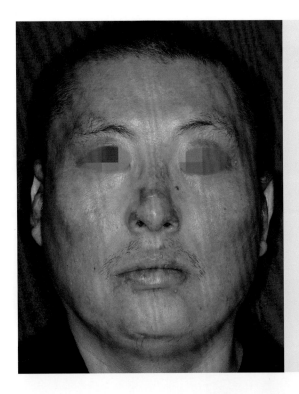

◀ 图 4-152　第 7 次 AFL 术前
（间隔 1.5 个月）

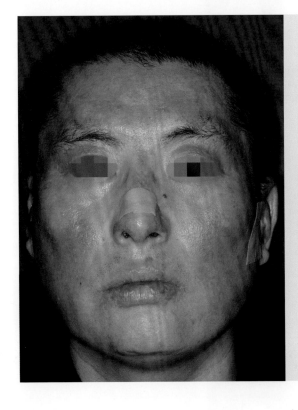

◀ 图 4-153　第 8 次 AFL 术前
（间隔 2 个月）

【编者点评】

　　本例初步证实，对于瘢痕区有局部感染的创面进行 AFL 治疗是安全的，每半个月 1 次 AFL 治疗是安全的。本结论仅对此病例负责，请读者谨慎应用此结论。

病例 23A　烧伤后面颈部瘢痕增生伴色素沉着

青年男性，面颈部火焰烧伤后瘢痕增生伴色素沉着1个月。

【瘢痕评估】

瘢痕分类：增生性瘢痕。

瘢痕分期：增生期。

风险分层：瘢痕低风险患者（伤后1个月未有明显瘢痕增生）。

【诊疗思维】

面部烧伤的炎症后色素沉着（post-inflammatory hyperpigmentation，PIH），面积较大，用 Active FX 手具的大光斑进行低密度的表皮剥脱，术中富血小板血浆（platelet-rich plasma，PRP）外用，积极促进创面愈合，待表皮重新愈合后，PIH 一般会有所改善，第2次 AFL 治疗目标是应用 DEEP FX 模式，促进皮肤胶原再生及预防瘢痕增生。该病例相关表现见图4-154至图4-156。

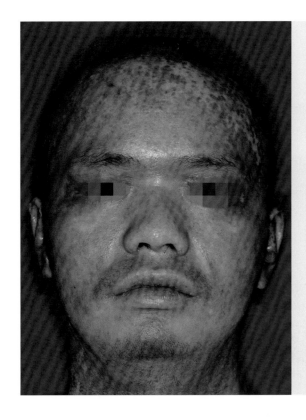

◀ 图4-154　第1次 AFL 术前（伤后1个月）

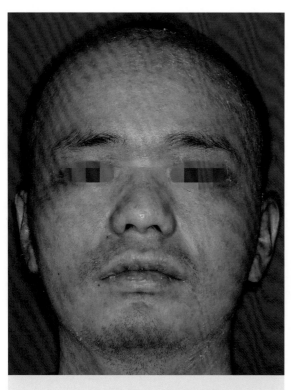

▲ 图 4-155　第 1 次 AFL 术后（术后 2 周）

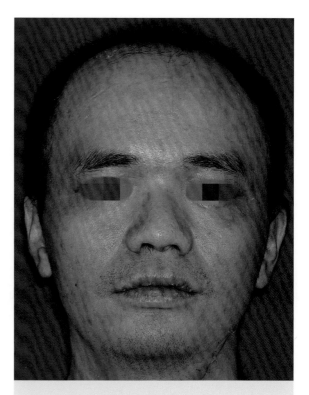

▲ 图 4-156　第 2 次 AFL 术前（间隔 5 个月）

【编者点评】

同一个患者，在烧伤时会产生 PIH，但在后续应用 Active FX 在无菌、可控条件下再次形成烧伤创面时并不产生 PIH，这可能与创面创伤的严重程度、机体当时局部的炎症反应程度不同有关。烧伤造成的较重的创伤，易产生 PIH，Active FX 在无菌、可控条件下形成的表皮剥脱，烧伤较表浅，不易产生 PIH。

病例 23B　右手烧伤植皮术后瘢痕增生

青年男性，右手火焰烧伤植皮术后瘢痕增生 1 个月。

【瘢痕评估】

瘢痕分类：增生性瘢痕。

瘢痕分期：增生期。

风险分层：瘢痕高风险患者（深度烧伤，植皮区，功能部位）。

【诊疗思维】

右手深度烧伤植皮术后，尤其是网状植皮术后，瘢痕明显增生是大概率事件。本例治疗思路是拆线后尽早开始 ALPS 方案。从图片可见，皮片交界处瘢痕增生最剧烈，提示在 AFL 治疗时，要注意皮片交界处的治疗。AFL 对瘢痕的松解也有助于患处的功能锻炼的实施，有患者述患手经 AFL后，做功能锻炼的动作更灵活、舒适。该病例相关表现见图 4-157 至图 4-159。

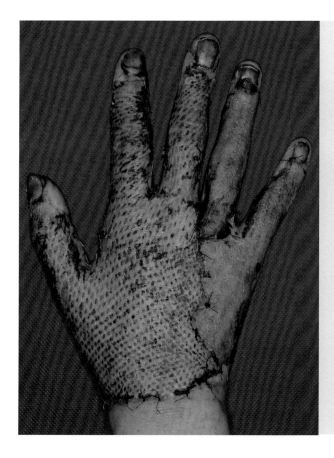

◀ 图 4-157　第 1 次 AFL 术前（伤后 1 个月，植皮术后 27 天）

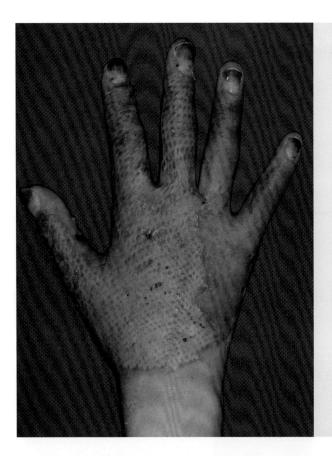

◀ 图 4-158　第 1 次 AFL 术后 11 天

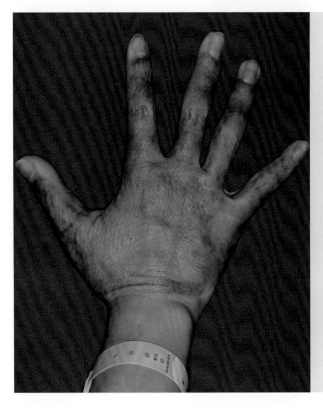

◀ 图 4-159　第 4 次 AFL 术前（距第 1 次 AFL 术后 1 年）

青年女性，热液烫伤右下肢右足色素沉着 6 个月就诊。

【瘢痕评估】

瘢痕分类：增生性瘢痕。

瘢痕分期：增生期。

风险分层：瘢痕低风险患者。

【诊疗思维】

创面较浅烫伤，以瘢痕增生趋势和色素沉着为表现，该类色素沉着属于炎症后色素沉着（PIH）。患者对美观要求较高。治疗方案为尽早开始 AFL，抑制瘢痕增生，改善瘢痕炎症状态色素沉着。也可以应用强脉冲光同时进行血管和黑色素治疗。该病例相关表现见图 4-160 和图 4-161。

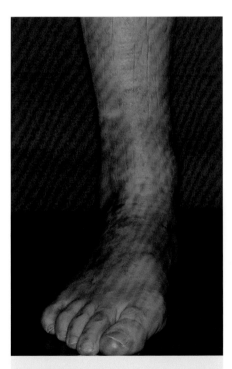

▲ 图 4-160　第 2 次 AFL 前（伤后 3 个月）

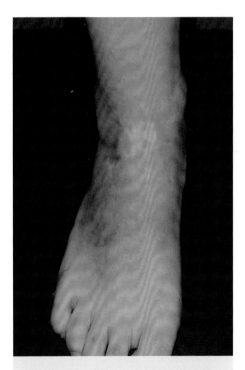

▲ 图 4-161　第 3 次 AFL 前（距前次 AFL 间隔 11 个月）

【编者点评】

本例同时伴有色素沉着和色素减退，AFL 对色素沉着效果显著，对色素减退的治疗效果显效较慢。

老年男性，右手烧伤植皮术后线性瘢痕增生 3 个月余。

【瘢痕评估】

瘢痕分类：增生性瘢痕。

瘢痕分期：增生期。

风险分层：瘢痕高风险患者（深度烧伤，植皮术，关节张力部位）。

【诊疗思维】

移植皮片与正常皮肤连接处的线性瘢痕，处于掌指关节张力部位，在活动部位依靠常规的压力＋硅酮贴治疗效果不确切，初诊时瘢痕控制尚可，患者要求更好的效果。

予定期 AFL＋激素（复方倍他米松）LADD。该病例相关表现见图 4-162 至图 4-164。

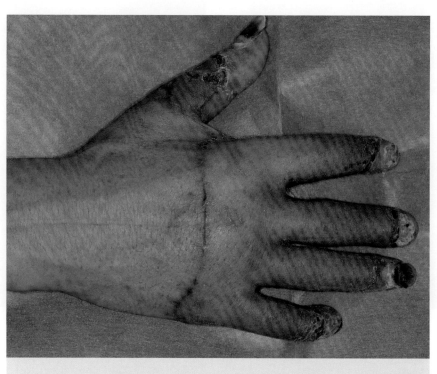

▲ 图 4-162　第 1 次 AFL 术前（伤后 3 月余）

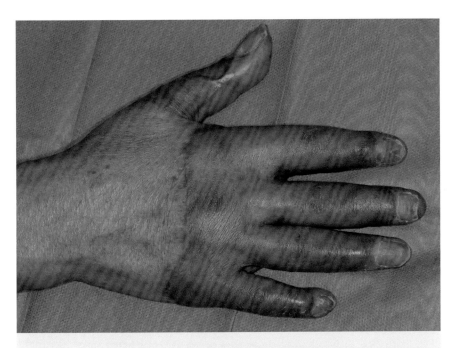

▲ 图 4-163　第 2 次 AFL 术前（间隔 5 个月）

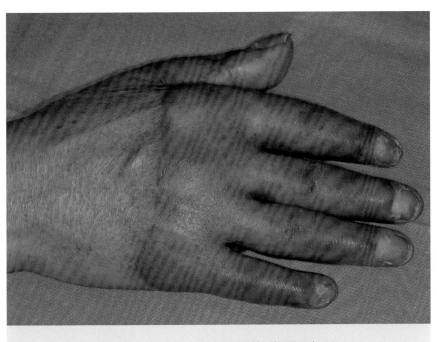

▲ 图 4-164　第 3 次 AFL 术前（间隔 2 个月）

【编者点评】

对于植皮皮片对接区的线性瘢痕，AFL+ 激素（复方倍他米松）LADD 效果确切。

青年男性，右手烧伤植皮术后 1 个月。

【瘢痕评估】

瘢痕分类：增生性瘢痕。

瘢痕分期：增生期。

风险分层：瘢痕高风险患者（深度烧伤，张力部位）。

【诊疗思维】

创面深度烧伤植皮术后，为瘢痕高风险患者，该类瘢痕大概率严重增生。并且由于植皮术后手背组织水肿，功能康复时疼痛明显，无法配合功能康复。该类患者不必等瘢痕增生明显可见再行 AFL，创面愈合后尽早开始 ALPS 方案。本例 1 次 AFL 治疗，外观明显改善，瘢痕虽然仍继续增生，但是处于可控状态。后续定期 AFL 配合功能锻炼至瘢痕成熟即可。该病例相关表现见图 4-165 和图 4-166。

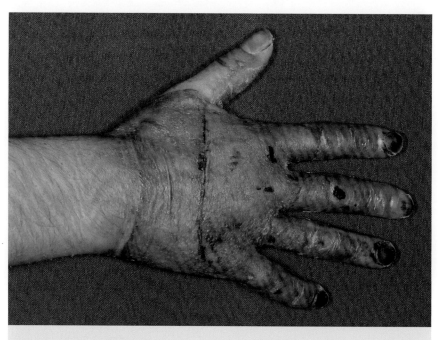

▲ 图 4-165　第 1 次 AFL 术前（植皮术后 1 个月）

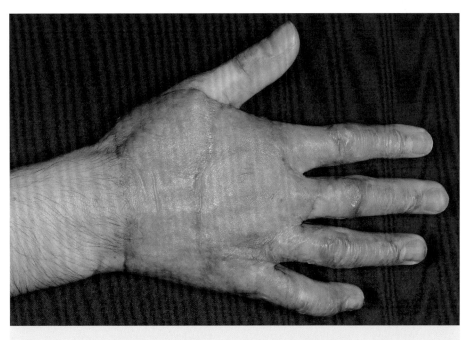

▲ 图 4-166　第 2 次 AFL 术前（间隔 2 个月）

【编者点评】

　　瘢痕早期 AFL 治疗消退水肿的意义除了抑制瘢痕增生，还有利于功能部位配合功能锻炼，早期恢复肢体功能。

青年女性，双下肢烫伤后充血及瘢痕增生 2 个月。

【瘢痕评估】

瘢痕分类：增生性瘢痕。

瘢痕分期：增生期。

风险分层：瘢痕高风险患者（女性，张力部位）。

【诊疗思维】

烫伤部位大面积充血，第 1 次 AFL 前无法明确估计不同部位的增生风险，予全面积充血区 AFL+ 复方倍他米松 LADD，配合压力套 + 硅酮贴。第二次开始充血较严重的中心部位，评估为瘢痕增生风险较大，予以 AFL + 复方倍他米松 LADD，其他较浅充血区予以 IPL 祛红。后续治疗皆保持此策略。该病例相关表现见图 4-167 至图 4-174。

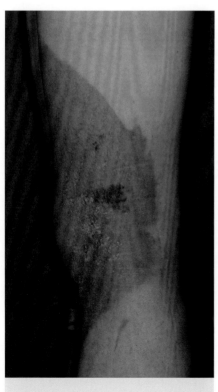

▲ 图 4-167　第 1 次 AFL 术前（伤后 2 个月）

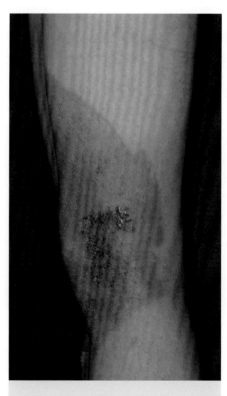

▲ 图 4-168　第 2 次 AFL 术前（间隔 1 个月）

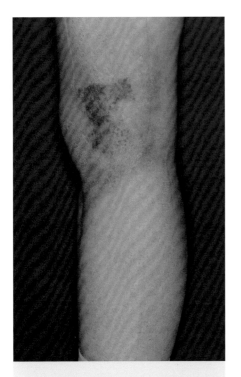

▲ 图 4-169　第 4 次 AFL 术前（与第 3 次 AFL 间隔 1 个月）

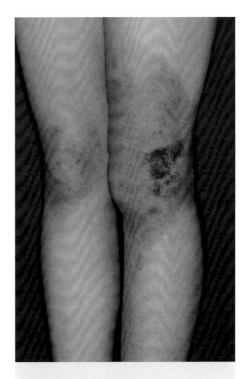

▲ 图 4-170　第 5 次 AFL 术前（间隔 1 个月）

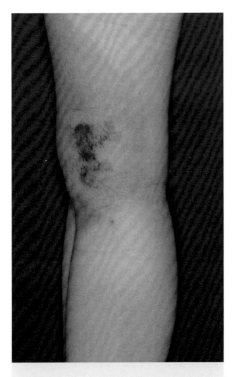

▲ 图 4-171　第 6 次 AFL 术前（间隔 1.5 个月）

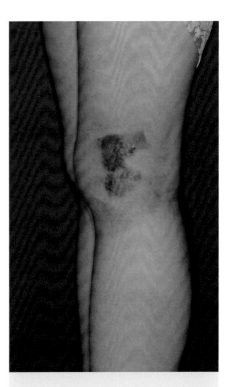

▲ 图 4-172　第 7 次 AFL 术前（间隔 1.5 个月）

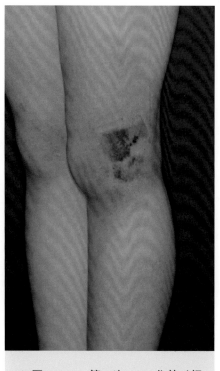

▲ 图 4-173　第 8 次 AFL 术前（间隔 1 个月）

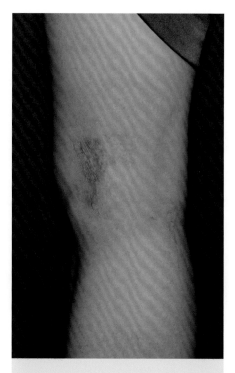

▲ 图 4-174　第 9 次 AFL 术前（间隔 11 个月）

【编者点评】

由于 AFL 治疗需要局部麻醉及较疼痛，临床上需要尽量减少 AFL 治疗的区域，AFL 区域的精准选择可以如下思考。较大面积瘢痕充血区，在早期充血严重无法明确区分不同部位的瘢痕增生概率时，按照全面积 AFL 治疗，待不同区域瘢痕充血情况有明确区别时，增生概率大的予以 AFL 治疗，增生概率小的予以 IPL 或者 PDL 治疗。

中年女性，左手左上肢烧伤植皮术后瘢痕增生 5 个月余。

【瘢痕评估】

瘢痕分类：增生性瘢痕。

瘢痕分期：增生期。

风险分层：瘢痕高风险患者（深度烧伤，植皮术后，关节张力部位）。

【诊疗思维】

深度烧伤植皮术后瘢痕大概率增生，建议创面愈合后尽早 ALPS 方案治疗。本例患者早期主要依靠压力 + 硅酮药物 + 功能康复，效果较慢。

予加用定期 AFL + 激素（复方倍他米松）LADD，以完整的 ALPS 方案进行治疗。该病例相关表现见图 4-175 至图 4-180。

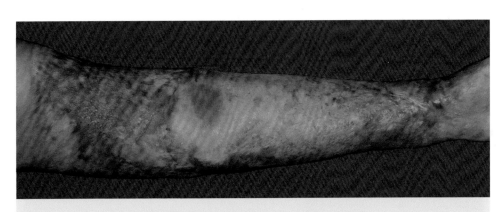

▲ 图 4-175　第 1 次 AFL 前（伤后 5 个月）

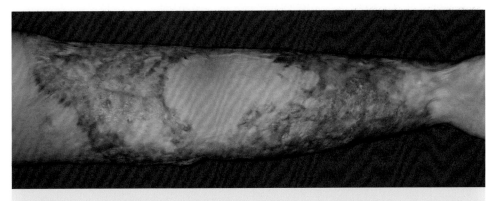

▲ 图 4-176　第 3 次 AFL 前（第 3 次 AFL 与第 2 次 AFL 间隔 10 个月；第 2 次 AFL 与第 1 次 AFL 间隔 2 个月）

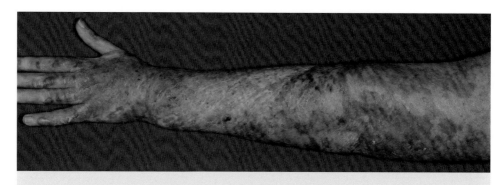

▲ 图 4-177　第 1 次 AFL 前（伤后 5 个月）

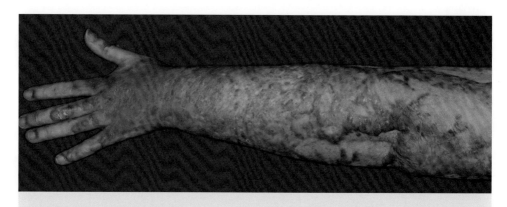

▲ 图 4-178　第 3 次 AFL 前（第 3 次 AFL 与第 2 次 AFL 间隔 10 个月；第 2 次 AFL 与第 1 次 AFL 间隔 2 个月）

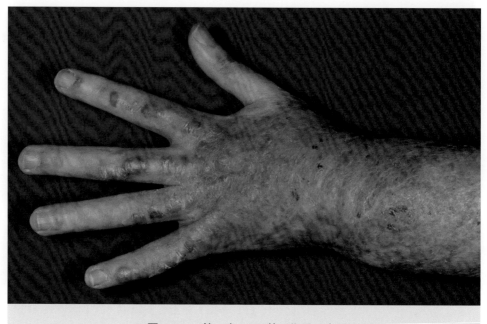

▲ 图 4-179　第 1 次 AFL 前（伤后 5 个月）

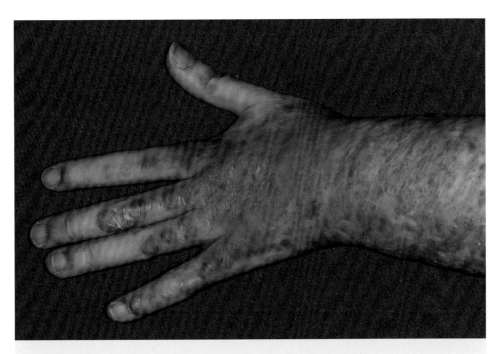

▲ 图 4-180　第 3 次 AFL 前（第 3 次 AFL 与第 2 次 AFL 间隔 10 个月；第 2 次 AFL 与第 1 次 AFL 间隔 2 个月）

【编者点评】

　　对于植皮区的未成熟的增生性瘢痕，AFL + 激素（复方倍他米松）LADD 时间间隔每月 1 次治疗效果更快一些，较长的时间间隔需要密切观察瘢痕发展情况，如果瘢痕往严重方向发展，要及时以较短的时间间隔进行 AFL，如果瘢痕往稳定方向发展，可以适当延长进行下一次 AFL 的时间间隔，但治疗效果显现可能会变慢。

青年男性，全身多处火焰烧伤后瘢痕增生 2 个月。

【瘢痕评估】

瘢痕分类：增生性瘢痕。

瘢痕分期：增生期。

风险分层：瘢痕高风险患者。

【诊疗思维】

眼周为瘢痕增生相对明显之处，充血明显，不能排除上下眼睑挛缩可能，并且此处应用压力和硅酮贴治疗效果不确切。

予定期 AFL + 激素 LADD 治疗，每月 1 次。两次治疗后效果明显，面部瘢痕充血水肿明显减轻，上下眼睑未发展为挛缩。该病例相关表现见图 4-181 和图 4-182。

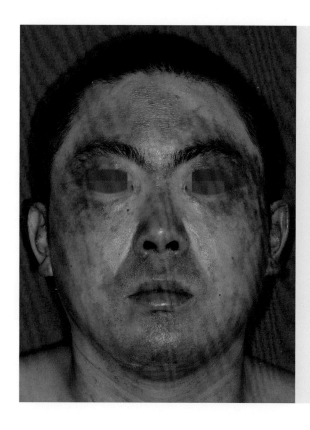

◀ 图 4-181　第 1 次 AFL 术前
（伤后 2 个月）

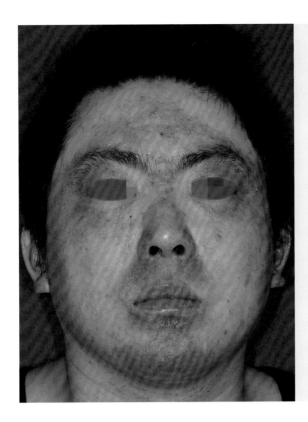

◀ 图 4–182　第 3 次 AFL 术前
（间隔 2 个月）

【编者点评】

　　对可能功能障碍的部位，要创面愈合后尽早开始 AFL 治疗。眼周治疗要注意应用眼盾对角膜进行保护。

青年男性，全身多处大面积烧伤后瘢痕增生伴疼痛 28 个月。

【瘢痕评估】

瘢痕分类：增生性瘢痕。

瘢痕分期：增生期。

风险分层：瘢痕高风险患者。

【诊疗思维】

烧伤 28 个月后下肢瘢痕仍增生、充血明显，伴有明显疼痛。瘢痕处于增生期，但表面已经出现纹理，说明瘢痕在向成熟期发展。常规压力治疗及瘢痕贴、外用药物持续应用中。

增加定期 AFL+ 激素 LADD 治疗，其他治疗保持。单次治疗后瘢痕疼痛明显缓解。多次治疗后瘢痕厚度明显降低，双下肢关节功能更加灵活。该病例相关表现见图 4-183 至图 4-187。

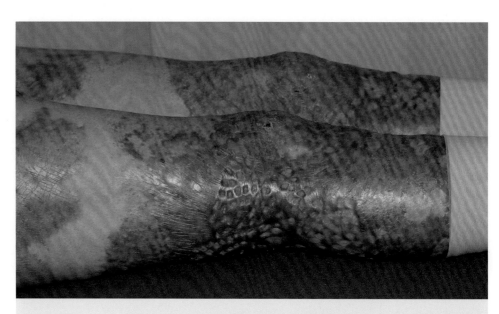

▲ 图 4-183　第 1 次 AFL 术前（伤后 2 年 4 个月）

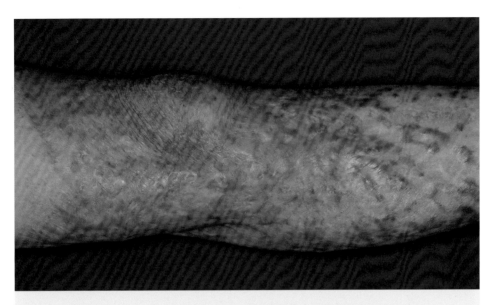

▲ 图 4-184　第 5 次 AFL 术前（距离第 1 次 AFL 间隔 1 年 9 个月）

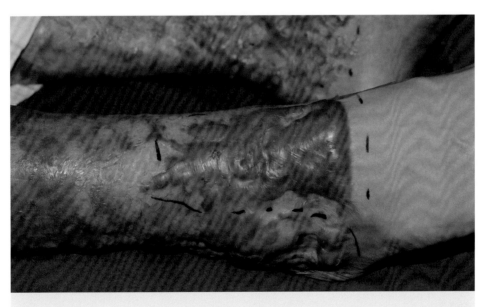

▲ 图 4-185　第 1 次 AFL 术前（伤后 2 年 4 个月）

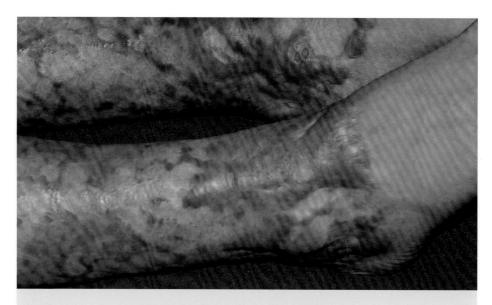

▲ 图 4-186　第 2 次 AFL 术前（间隔 4 个月）

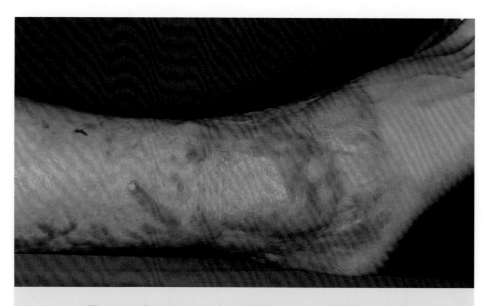

▲ 图 4-187　第 4 次 AFL 术前（距离第 2 次 AFL 间隔 2 年 7 个月）

【编者点评】

　　本例展示了 AFL 对增厚的瘢痕的强大的治疗能力。治疗时间点的选择是很关键的一个因素，在瘢痕充血但是表皮已经出现纹理的时候，说明瘢痕发展已经过了最剧烈的时间点，此时 AFL 一般效果较容易显效。

中年男性，面部火焰烧伤后色素沉着及充血 2 个月。

【瘢痕评估】

瘢痕分类：增生性瘢痕。

瘢痕分期：增生期。

风险分层：瘢痕高风险患者（下眼睑张力部位）。

【诊疗思维】

面部皮肤的表浅烧伤后，色素沉着和轻度充血是常见的，外用药物、IPL 去除色素沉着，IPL 或者 PDL 祛红都是常见的治疗策略。单独应用 AFL 治疗效果明确。该病例相关表现见图 4-188 至图 4-190。

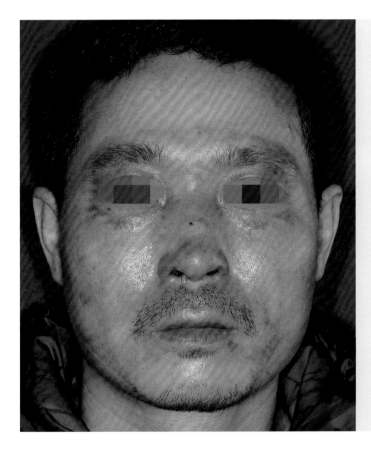

◀ 图 4-188　第 1 次 AFL 术前（伤后 2 个月）

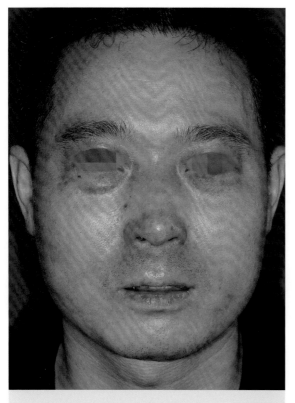

▲ 图 4–189　第 2 次 AFL 术前（间隔 1.5 个月）

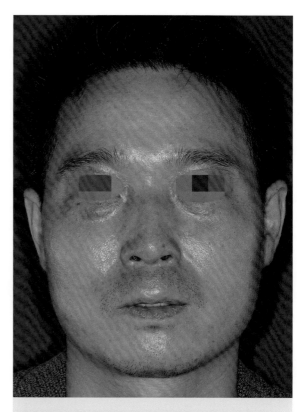

▲ 图 4–190　第 3 次 AFL 术前（间隔 1 个月）

【编者点评】

　　面部美容部位或者美观要求较高部位的表浅烧伤导致的色素及血管增生问题，早期 AFL，去除色素及祛红，安全有效。

病例 32 烫伤后左手背皮肤纹理异常

青年女性，左手背烫伤后皮肤纹理异常 18 年。

【瘢痕评估】

瘢痕分类：萎缩性瘢痕。

瘢痕分期：成熟期。

风险分层：瘢痕低风险患者。

【诊疗思维】

此例患者为表浅的成熟的萎缩性瘢痕，主要表现为表皮纹理的减少和异常，本质是皮肤胶原的缺失。已知 AFL 是正常皮肤年轻化的有力工具，本例尝试应用 AFL 刺激皮肤胶原再生。在 7 次 AFL 治疗下，改善不明显。该病例相关表现见图 4-191 至图 4-196。

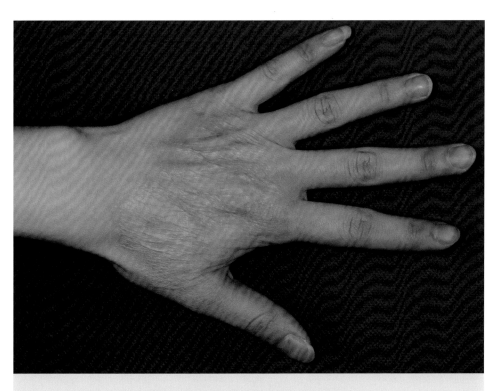

▲ 图 4-191 第 1 次 AFL 术前（伤后 18 年）

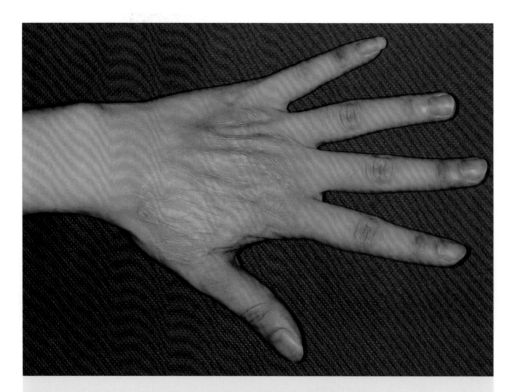

▲ 图 4-192　第 2 次 AFL 术前（间隔 3 个月）

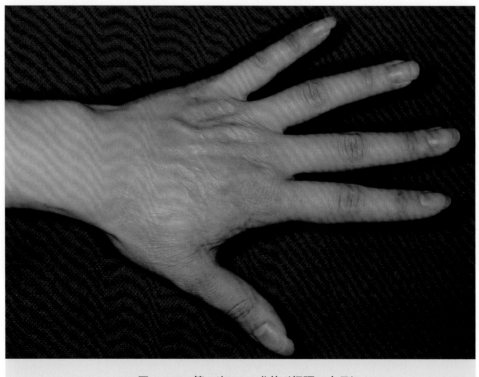

▲ 图 4-193　第 3 次 AFL 术前（间隔 6 个月）

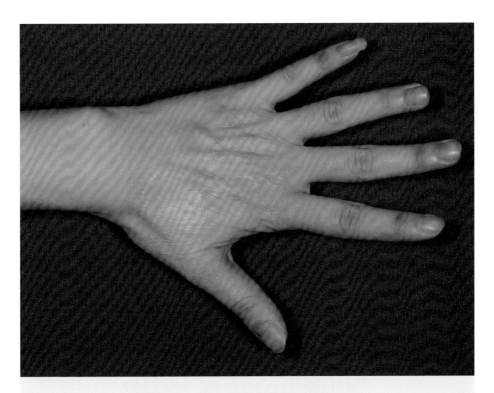

▲ 图 4-194 第 4 次 AFL 术前（间隔 3 个月）

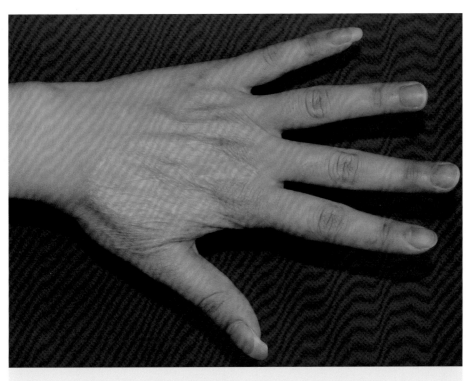

▲ 图 4-195 第 6 次 AFL 术前（与第 5 次 AFL 间隔 3 个月）

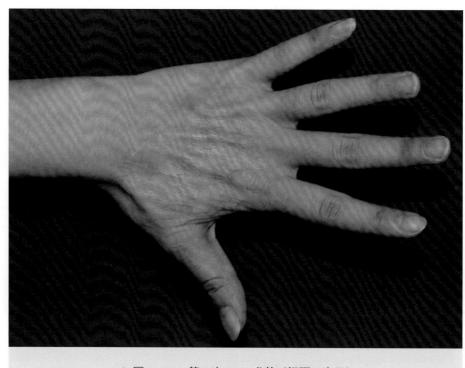

▲ 图 4-196　第 7 次 AFL 术前（间隔 5 个月）

【编者点评】

　　对于想改善成熟瘢痕皮肤纹理的病例，单纯 AFL 效果可能是有限的。增加 AFL 治疗次数，或者合并富血小板血浆（PRP）、脂肪及脂肪胶移植等方法，可能是未来的尝试方向。

病例 33　儿童大面积烧伤后躯干瘢痕增生

4 岁儿童，全身多处火焰烧伤后瘢痕增生 4 个月。

【瘢痕评估】

瘢痕分类：增生性瘢痕。

瘢痕分期：增生期。

风险分层：瘢痕高风险患者。

【诊疗思维】

儿童大面积瘢痕患者，初诊时瘢痕剧烈增生，水肿明显。

定期 ALPS 方案，每次 AFL 时配合激素 LADD。2 次治疗后效果明显，瘢痕充血水肿明显减轻。该病例相关表现见图 4-197 至图 4-201。

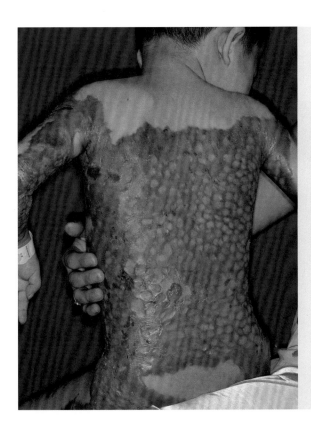

◀ 图 4-197　第 1 次 AFL 术前
（伤后 4 个月）

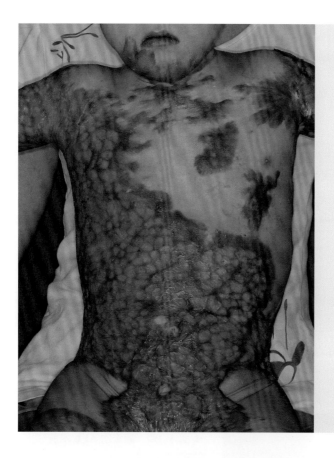

◀ 图 4-198　第 1 次 AFL 术前
（伤后 4 个月）

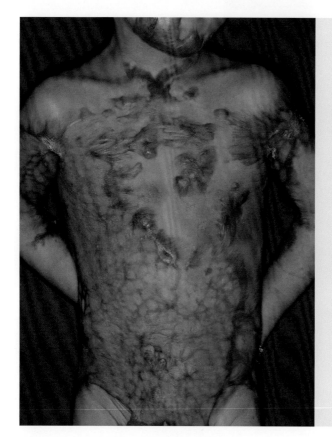

◀ 图 4-199　第 3 次 AFL 术前
（距第 1 次 AFL 间隔 4.5 个月）

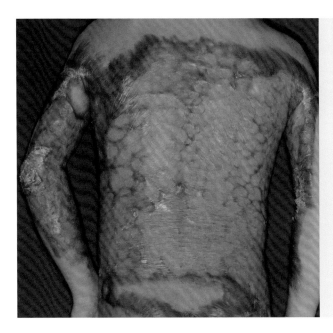

◀ 图 4-200　第 3 次 AFL 术前
（距第 1 次 AFL 间隔 4.5 个月）

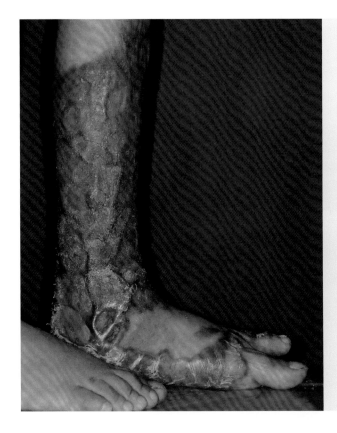

◀ 图 4-201　第 3 次 AFL 术前
（距第 1 次 AFL 间隔 4.5 个月）

【编者点评】

　　大面瘢痕患者不必等创面完全愈合再开始 AFL，应尽早开始，即使仍有少量残余创面时，仍可开始 AFL。AFL 对残余创面有治疗作用，可以促进残余创面的愈合。图 4-201 左小腿内侧与左足内侧瘢痕外观差异显示了 AFL 对瘢痕水肿的治疗效果。

4 岁儿童，因左手烫伤瘢痕挛缩植皮后再次挛缩 3 年就诊。

【瘢痕评估】

瘢痕分类：增生性瘢痕伴功能障碍（无名指背伸功能障碍）。

瘢痕分期：未成熟期。

风险分层：瘢痕高风险患者（张力部位）。

【诊疗思维】

手部烫伤是儿童常见外伤，该患儿前次手部瘢痕植皮术后，由于是关节张力部位，瘢痕增生高风险，而未有条件进行早期 AFL，并且儿童患者功能康复不易配合，再次发生挛缩是大概率事件。治疗思路是手术去除增生性明显的瘢痕、松解瘢痕挛缩，以足底内侧全厚皮移植缺损区，皮片拆线后 1 周开始 AFL，每月 1 次，直至瘢痕稳定，避免了移植皮片瘢痕增生和再次挛缩。该病例相关表现见图 4-202 至图 4-213。

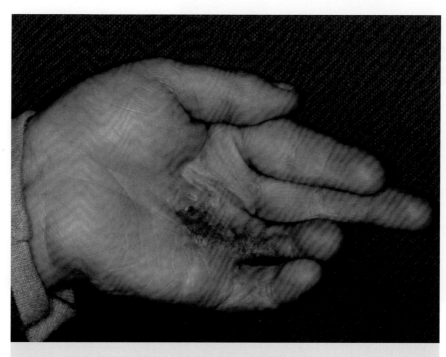

▲ 图 4-202 植皮术前（伤后 3 年）

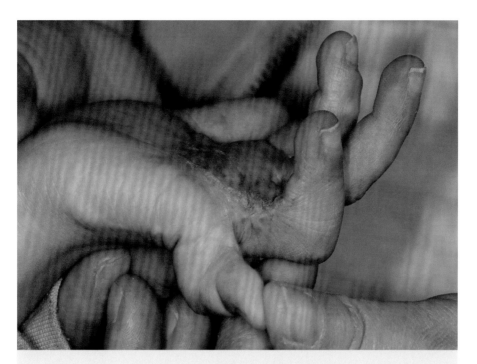

▲ 图 4-203　植皮术前（伤后 3 年）

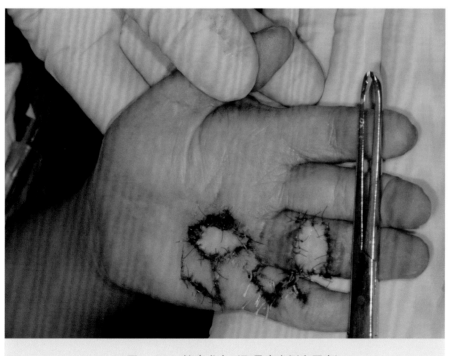

▲ 图 4-204　植皮术中（取足底内侧全厚皮）

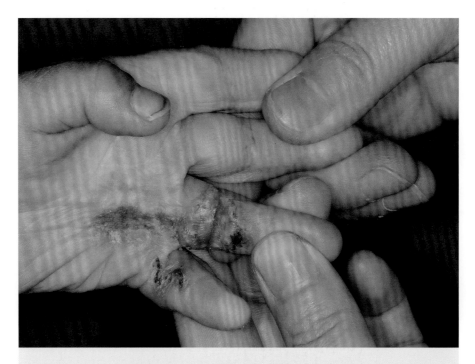

▲ 图 4-205　第 1 次 AFL 前（植皮术后 3 周）

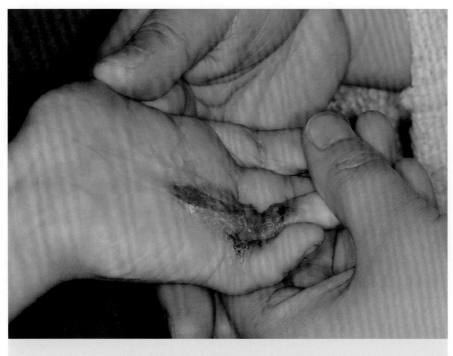

▲ 图 4-206　第 1 次 AFL 前（植皮术后 3 周）

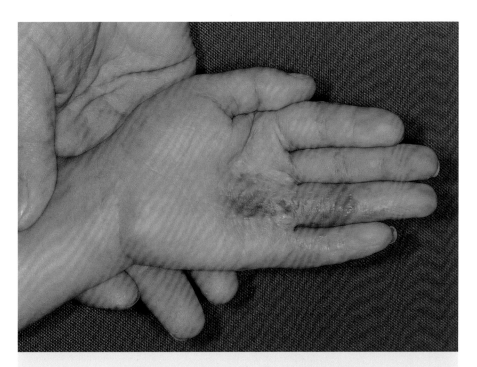

▲ 图 4-207　第 2 次 AFL 前（间隔 1 个月）

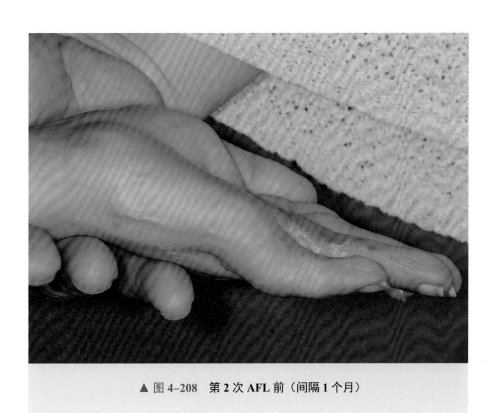

▲ 图 4-208　第 2 次 AFL 前（间隔 1 个月）

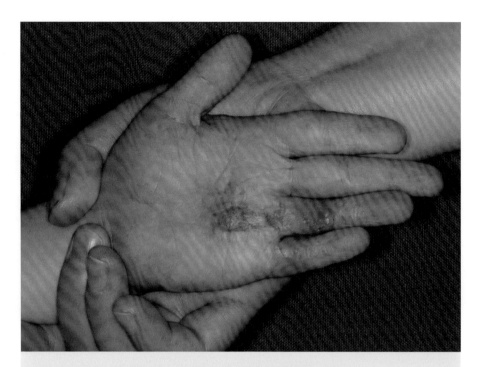

▲ 图 4-209　第 3 次 AFL 前（间隔 1 个月）

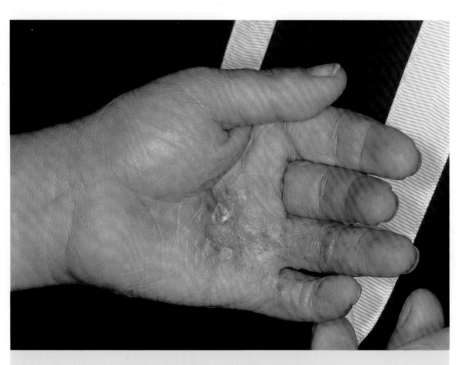

▲ 图 4-210　第 5 次 AFL 前（间隔 1 个月）

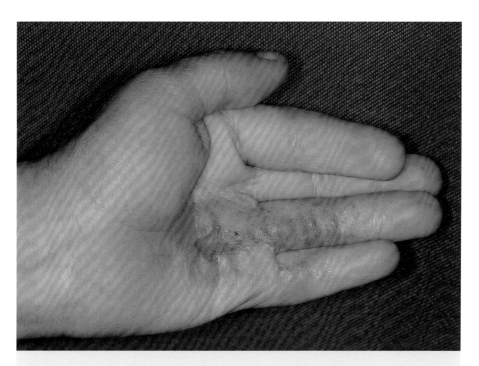

▲ 图 4–211　第 6 次 AFL 前（间隔 1 个月）

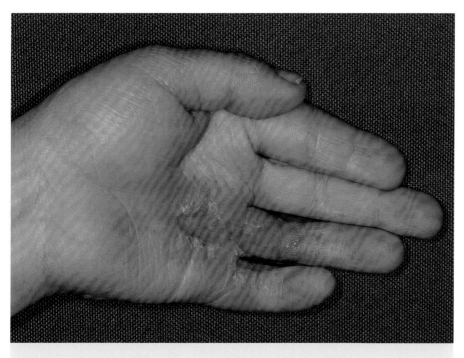

▲ 图 4–212　第 8 次 AFL 前（间隔 1 个月）

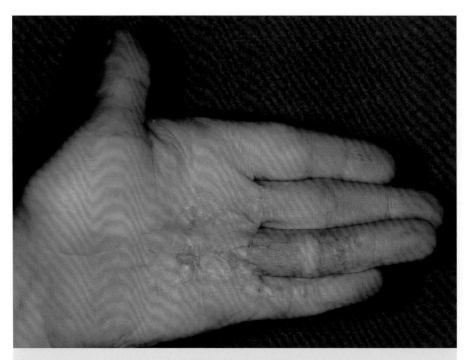

▲ 图 4-213　第 12 次 AFL 前（每隔 1 个月 1 次）

【编者点评】

　　对于不易配合功能康复锻炼的儿童患者，配合 AFL 治疗，编者倾向认为可以降低对严格功能康复的需求，提高患儿的治疗依从性和舒适性。

13 岁儿童，面部热液烫伤后瘢痕增生 3 个月。

【瘢痕评估】

瘢痕分类：增生性瘢痕。

瘢痕分期：增生期。

风险分层：瘢痕高风险患者（儿童，深度烫伤）。

【诊疗思维】

儿童患者面部较小的增生性瘢痕，增生明显。

增生明显时，应用 AFL+ 复方倍他米松 LADD，当瘢痕有成熟倾向时，应用单纯 AFL，直至瘢痕成熟。该病例相关表现见图 4-214 至图 4-220。

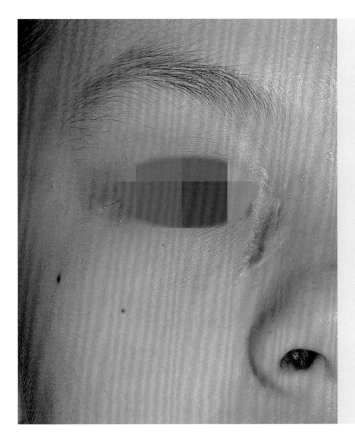

◀ 图 4-214　第 1 次 AFL 术前（伤后 3 个月）

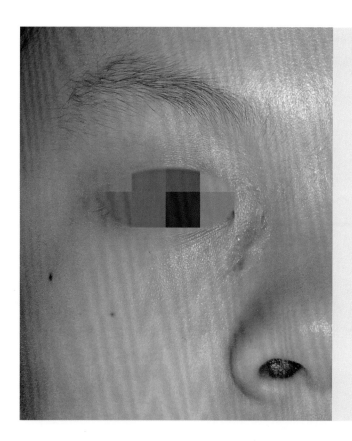

◀ 图 4-215　第 2 次 AFL 术前（间隔 1 个月）

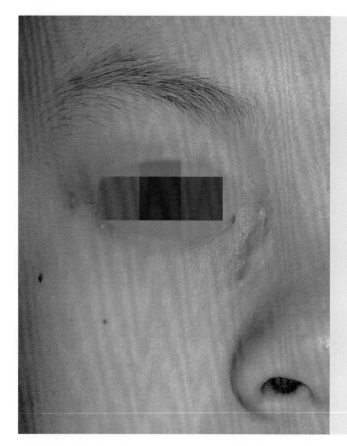

◀ 图 4-216　第 3 次 AFL 术前（间隔 2 个月）

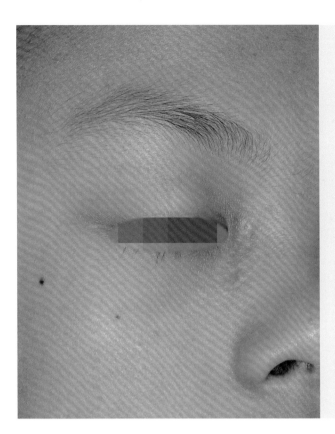

◀ 图 4-217 第 4 次 AFL 术前
（间隔 1.5 个月）

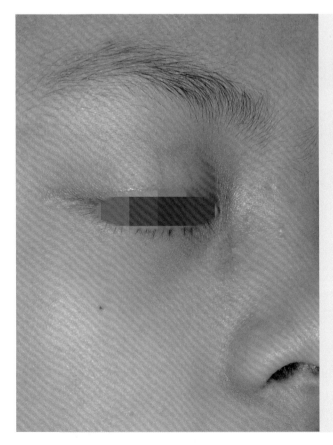

◀ 图 4-218 第 5 次 AFL 术前
（间隔 1.5 个月）

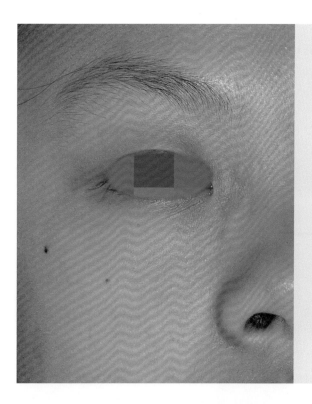

◀ 图 4–219　第 6 次 AFL 术前
（间隔 4 个月）

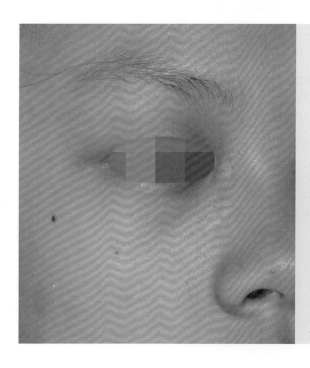

◀ 图 4–220　第 6 次 AFL 术前
（间隔 4 个月）

【编者点评】

　　本例经典地演示了 AFL 对瘢痕的修复重建作用。较小的瘢痕应用 AFL + 复方倍他米松 LADD 时，复方倍他米松停药时机很关键，瘢痕充血明显减轻，而不是瘢痕充血消失，就可以停用激素 LADD 了。及时停药可以减少后续的激素局部不良反应。

4 岁儿童，右上肢、腋窝及右侧躯干烧伤后瘢痕增生伴功能障碍 1 年。

【瘢痕评估】

瘢痕分类：增生性瘢痕。

瘢痕分期：增生期。

风险分层：瘢痕高风险患者（儿童，张力部位）。

【诊疗思维】

腋窝植皮区处于张力部位，皮片瘢痕尚未完全成熟，弹性有限，右上肢抬升动作受限，是本例患儿家长主要想改善的问题。

予定期 AFL+ 复方倍他米松 LADD 治疗，松解瘢痕及促进瘢痕成熟，减轻皮片挛缩和水肿，配合功能锻炼，可以达到有限程度的功能改善。该病例相关表现见图 4-221 和图 4-222。

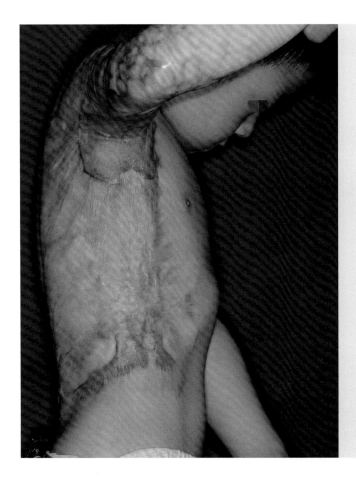

◀ 图 4-221　第 1 次 AFL 术前
（伤后 1 年）

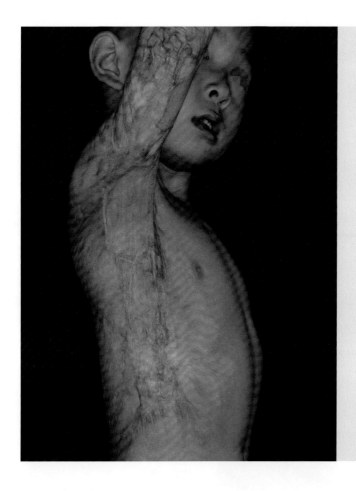

◀ 图 4-222　第 3 次 AFL 术前（距离第 1 次 AFL 间隔 1 年 3 个月）

【编者点评】

　　颈部、腋窝等功能部位较大面积的瘢痕，一般来说，要达到满意的功能改善效果，最终多需要依靠皮瓣手术，但是在确定性手术之前用 AFL 进行治疗，仍然有意义，包括可以有限的改善功能，促进瘢痕成熟，创造确定性手术的良好基础等。

7 岁儿童，面部外伤后瘢痕增生伴色素脱失 5 年。

【瘢痕评估】

瘢痕分类：增生性瘢痕。

瘢痕分期：成熟期。

风险分层：瘢痕低风险患者。

【诊疗思维】

面部增生性瘢痕伴小面积色素脱失。AFL 治疗对增生性瘢痕效果明确，但对色素脱失效果不明确，本例单纯 AFL 实验性治疗，证实对小面积色素脱失有一定效果。该病例相关表现见图 4-223 至图 4-230。

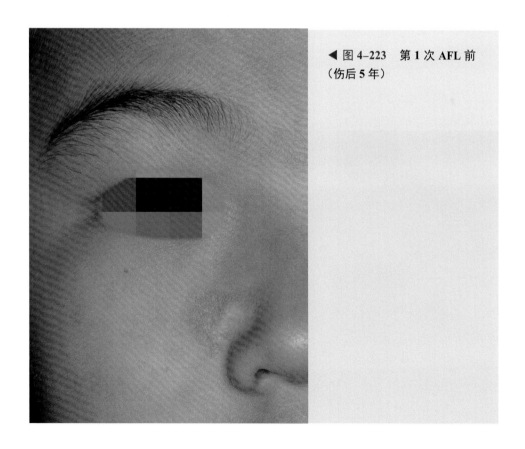

◀ 图 4-223　第 1 次 AFL 前（伤后 5 年）

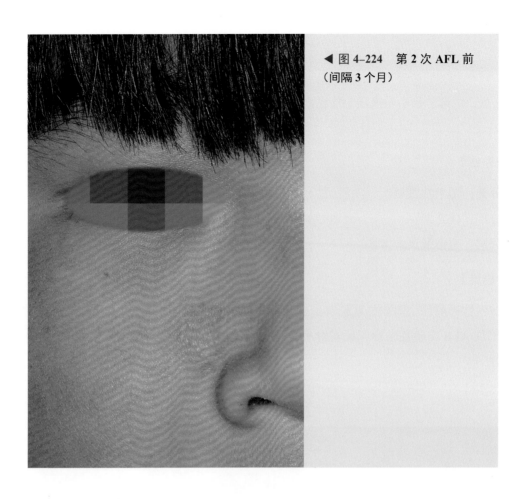

◀ 图 4-224　第 2 次 AFL 前
（间隔 3 个月）

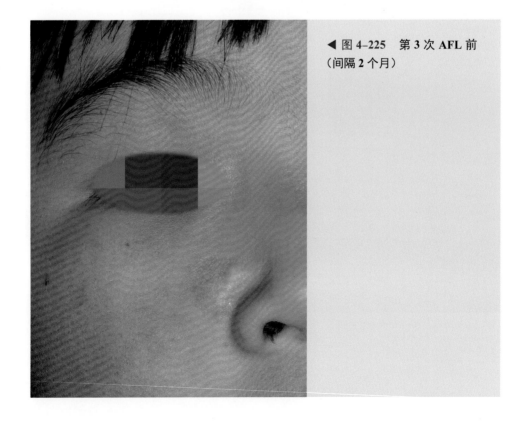

◀ 图 4-225　第 3 次 AFL 前
（间隔 2 个月）

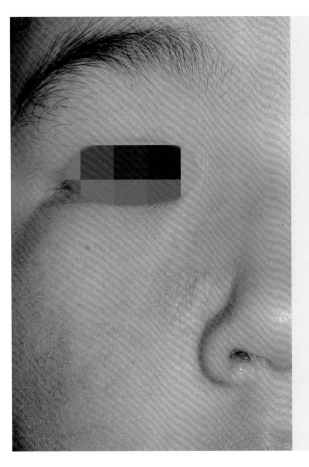

◀ 图 4-226　第 4 次 AFL 前
（间隔 2 个月）

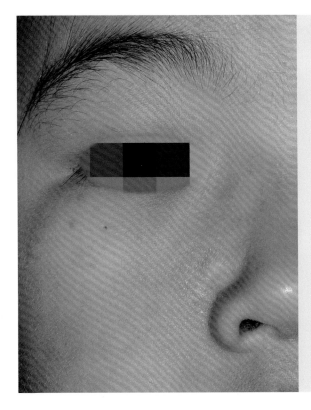

◀ 图 4-227　第 5 次 AFL 前
（间隔 3 个月）

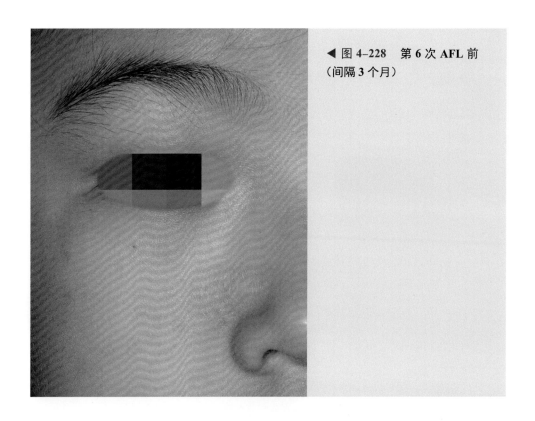

◀ 图 4-228　第 6 次 AFL 前
（间隔 3 个月）

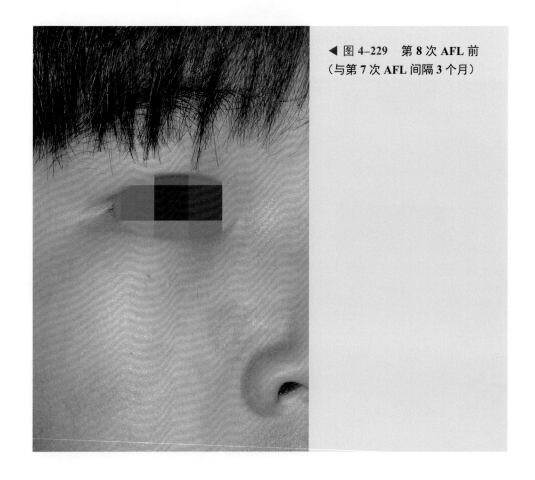

◀ 图 4-229　第 8 次 AFL 前
（与第 7 次 AFL 间隔 3 个月）

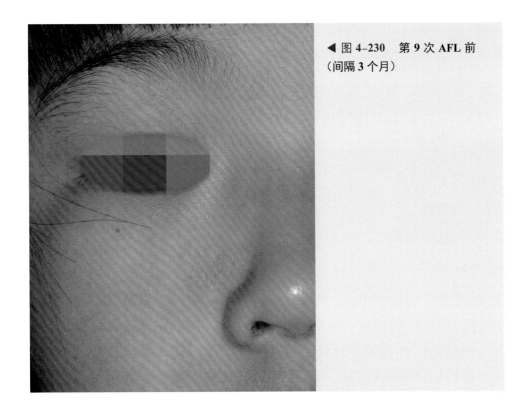

◀ 图 4–230　第 9 次 AFL 前
（间隔 3 个月）

【编者点评】

本例演示了 AFL 对小面积瘢痕的修复重建作用，包括外观和质地的重建。单纯 AFL 治疗，对儿童面部瘢痕小面积色素脱失有效，需要积累更多病例证实。

4 岁儿童，右膝关节内侧烫伤后瘢痕增生 19 个月就诊。

【瘢痕评估】

瘢痕分类：增生性瘢痕。

瘢痕分期：成熟期。

风险分层：瘢痕高风险患者（张力部位，儿童）。

【诊疗思维】

该患者为张力部位的增生性瘢痕，虽无明显功能障碍，但是持续活动牵拉导致此处的瘢痕即使成熟，也会有周围组织的明显牵拉，随着儿童身高的增加，可能牵拉逐渐加重。此处瘢痕应该创面愈合之初就开始正规 ALPS 治疗。治疗思路：应用 AFL 每 3 个月 1 次，后家属反馈效果较慢，医患沟通后采取手术减少瘢痕体积容量，创面愈合后尽早开始 AFL 治疗，每月 1 次，直至瘢痕稳定，再将 AFL 治疗间隔延长为 3 个月 1 次。实际的时间间隔以瘢痕发展情况和患者自由时间决定。该病例相关表现见图 4-231 至图 4-247。

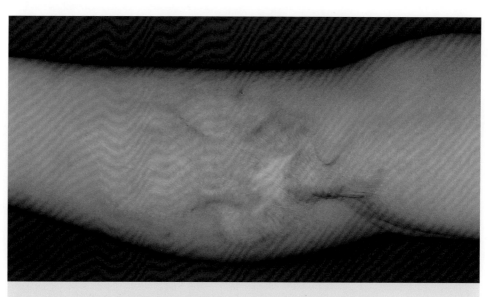

▲ 图 4-231　第 1 次 AFL 术前（伤后 1 年 7 个月）

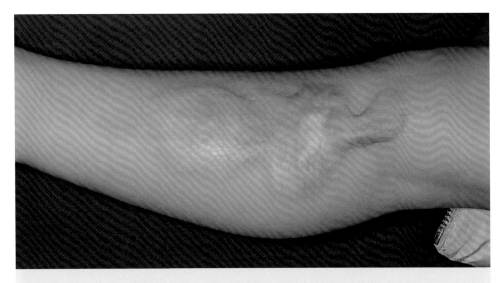

▲ 图 4-232　第 2 次 AFL 术前（间隔 3 个月）

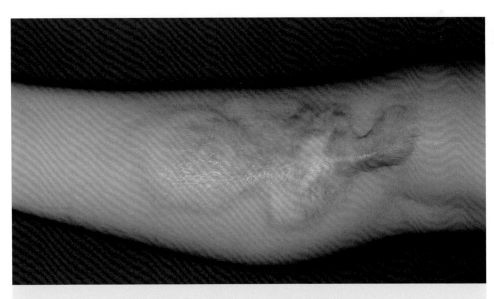

▲ 图 4-233　第 3 次 AFL 术前（间隔 3 个月）

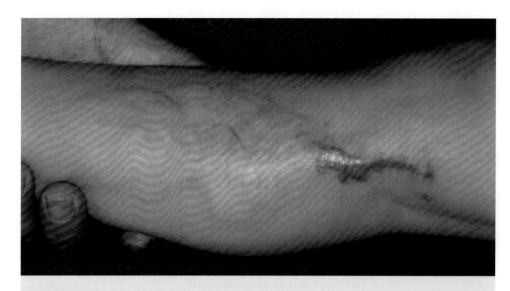

▲ 图 4-234　第 4 次 AFL 术前（瘢痕切除缝合术后 1 个月，距上次 AFL 间隔 8 个月）

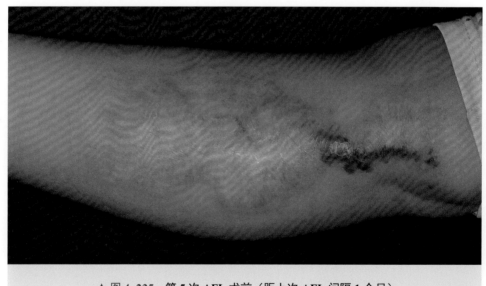

▲ 图 4-235　第 5 次 AFL 术前（距上次 AFL 间隔 1 个月）

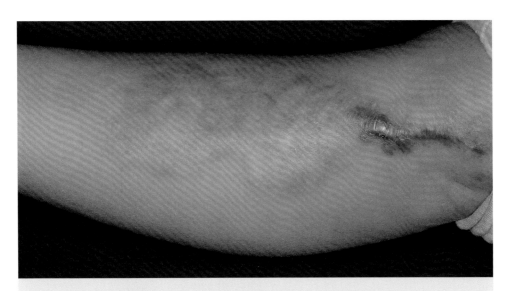

▲ 图 4-236　第 6 次 AFL 术前（距上次 AFL 间隔 1 个月）

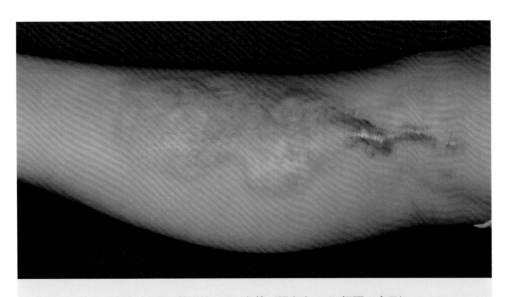

▲ 图 4-237　第 7 次 AFL 术前（距上次 AFL 间隔 1 个月）

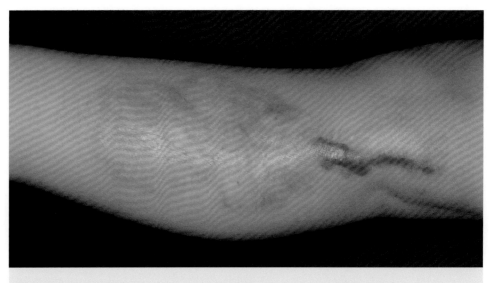

▲ 图 4-238　第 8 次 AFL 术前（距上次 AFL 间隔 1 个月）

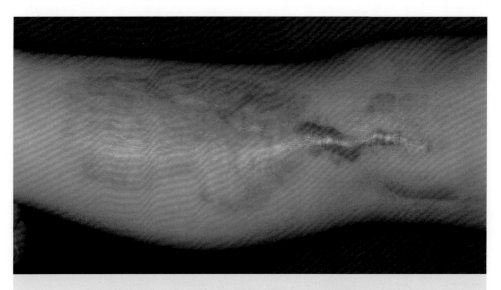

▲ 图 4-239　第 9 次 AFL 术前（距上次 AFL 间隔 1 个月）

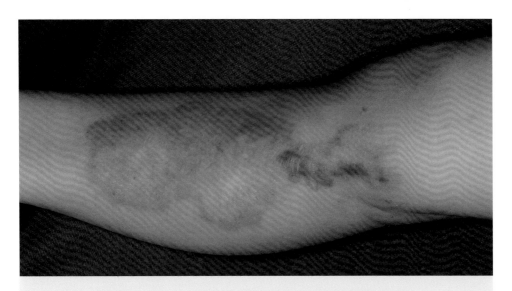

▲ 图 4-240　第 10 次 AFL 术前（距上次 AFL 间隔 1 个月）

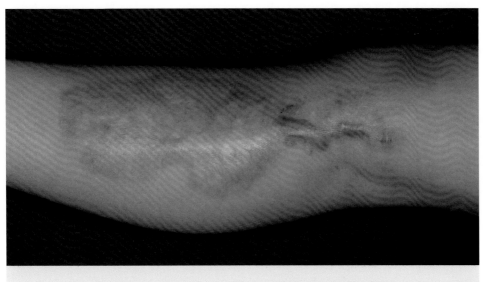

▲ 图 4-241　第 11 次 AFL 术前（距上次 AFL 间隔 1 个月）

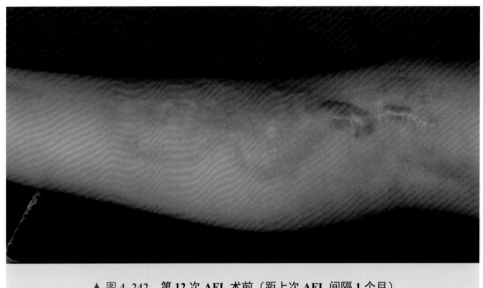

▲ 图 4-242　第 12 次 AFL 术前（距上次 AFL 间隔 1 个月）

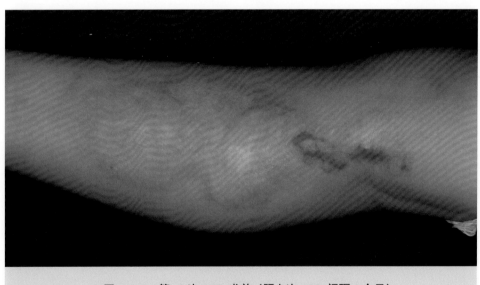

▲ 图 4-243　第 13 次 AFL 术前（距上次 AFL 间隔 1 个月）

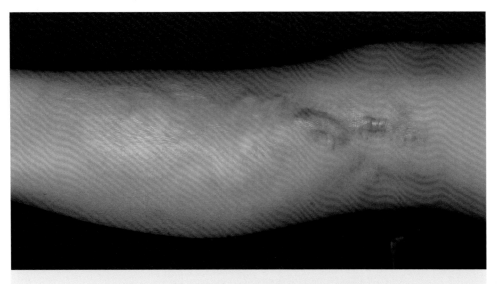

▲ 图 4-244 第 14 次 AFL 术前（距上次 AFL 间隔 1 个月）

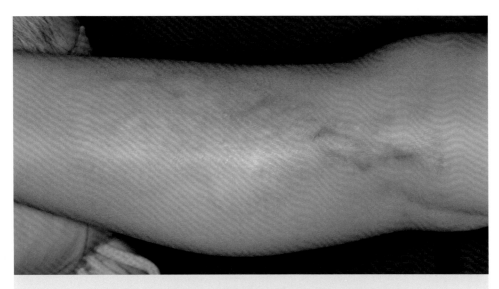

▲ 图 4-245 第 15 次 AFL 术前（距上次 AFL 间隔 3 个月）

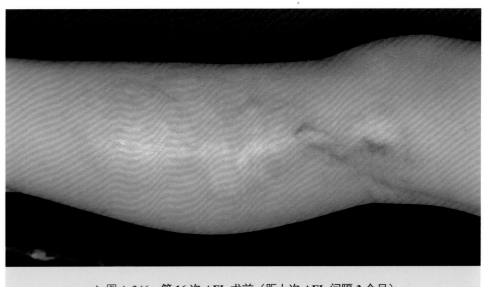

▲ 图 4-246　第 16 次 AFL 术前（距上次 AFL 间隔 3 个月）

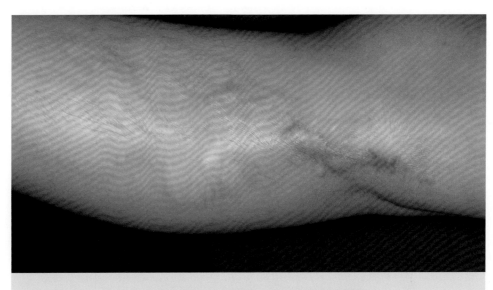

▲ 图 4-247　第 17 次 AFL 术前（距上次 AFL 间隔 3 个月）

【编者点评】

　　AFL 治疗增生明显的成熟瘢痕，效果是明确的，但需要较长的治疗时间。本例病例通过手术，将体积较大的增生性瘢痕，转变成体积较小的线性的增生性瘢痕，然后开始规范的 AFL 治疗。本病例完整的展示了新鲜瘢痕在 AFL 干预下的发展过程。同一个张力部的瘢痕，前后不同的治疗效果，也显示了 AFL 技术早期干预的意义。

4 岁儿童，右手中指无名指烫伤植皮术后瘢痕增生伴挛缩 3 年。

【瘢痕评估】

瘢痕分类：增生性瘢痕。

瘢痕分期：成熟期。

风险分层：瘢痕高风险患者（儿童，张力部位）。

【诊疗思维】

前次中指、无名指植皮术后未正规抗瘢痕治疗，功能障碍明显。本次治疗策略为手术植皮＋术后皮片定期 AFL，预防瘢痕增生。该病例相关表现见图 4-248 至图 4-254。

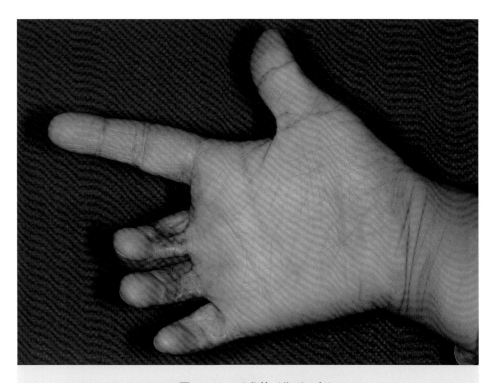

▲ 图 4-248　手术前（伤后 3 年）

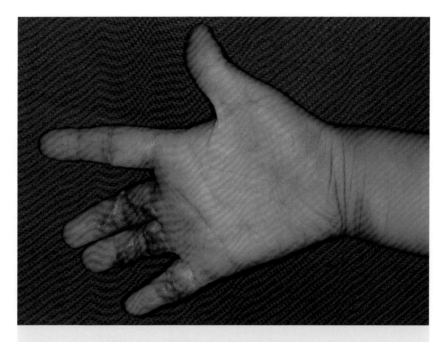

▲ 图 4-249　术后第 1 次 AFL 术前（间隔 1 个月）

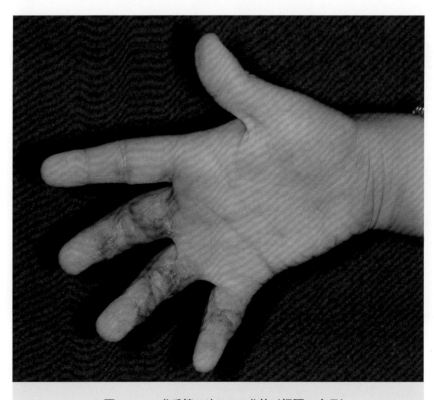

▲ 图 4-250　术后第 2 次 AFL 术前（间隔 1 个月）

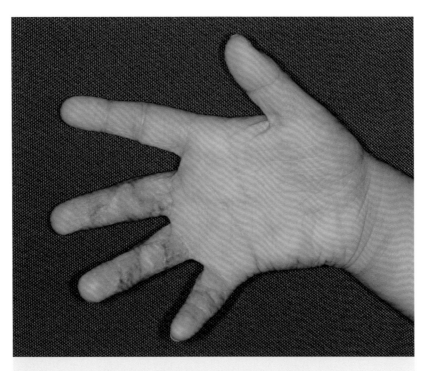

▲ 图 4-251　术后第 3 次 AFL 术前（间隔 2 个月）

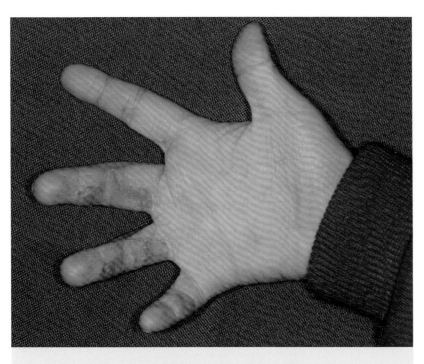

▲ 图 4-252　术后第 4 次 AFL 术前（间隔 4 个月）

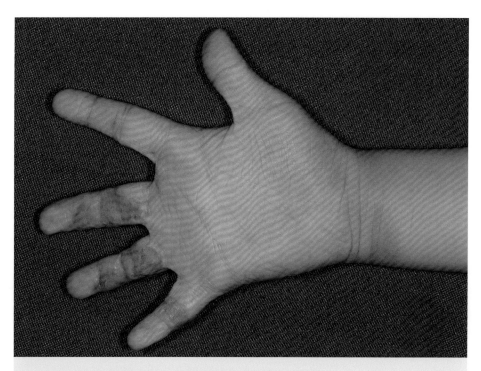

▲ 图 4-253　术后第 5 次 AFL 术前（间隔 4.5 个月）

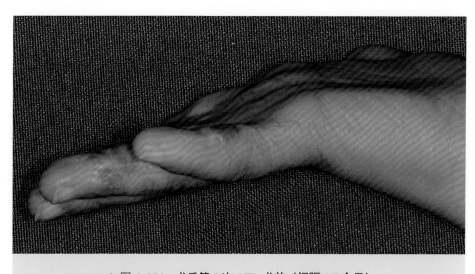

▲ 图 4-254　术后第 5 次 AFL 术前（间隔 4.5 个月）

【编者点评】

　　无论功能部位还是非功能部位，植皮术后瘢痕增生都是必然的，早期 AFL 有助于防止皮片瘢痕增生过于严重，得到良好的功能结果。

病例 40　儿童前躯干烫伤后增生性瘢痕

2 岁患儿，因前躯干热液烫伤 4%TBSA，换药愈合，瘢痕增生 5 个月就诊。

【瘢痕评估】

瘢痕分类：增生性瘢痕。

瘢痕分期：未成熟期。

风险分层：瘢痕高风险患者。

【诊疗思维】

患儿前躯干深度烫伤，未行手术，伤后 5 个月常规抗瘢痕方案控制不佳，不伴明显功能障碍，本例每月应用 1 次 AFL，配合压力治疗和硅酮制剂，组成 ALPS 方案，6 次 AFL 后，瘢痕增生趋势明显控制，表现为瘢痕充血减轻，疼痛瘙痒减轻，患儿夜间睡眠中断次数减少。该病例相关表现见图 4-255 至图 4-260。

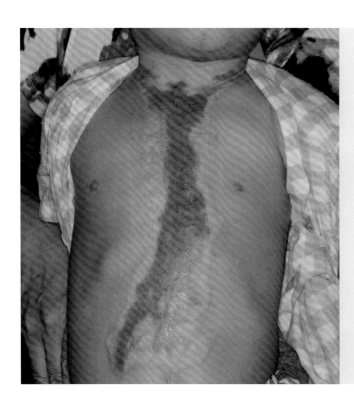

◀ 图 4-255　第 1 次 AFL 前（伤后 5 个月）

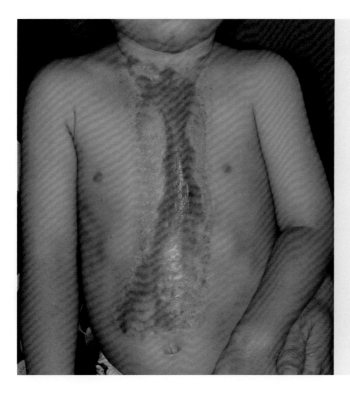

◀ 图 4–256　第 2 次 AFL 前
（与上次间隔 1 个月）

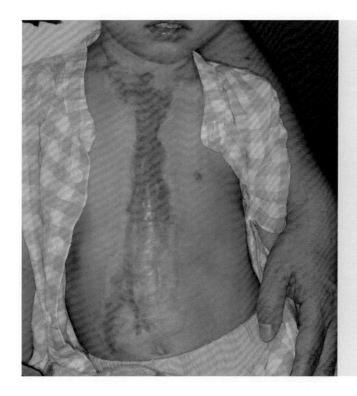

◀ 图 4–257　第 3 次 AFL 前
（与上次间隔 1 个月）

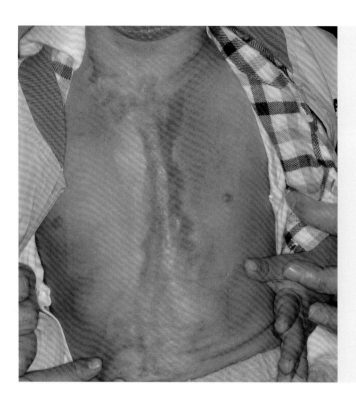

◀ 图 4-258　第 4 次 AFL 前
（与上次间隔 1 个月）

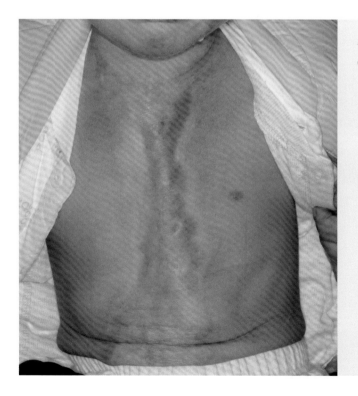

◀ 图 4-259　第 5 次 AFL 前
（与上次间隔 1 个月）

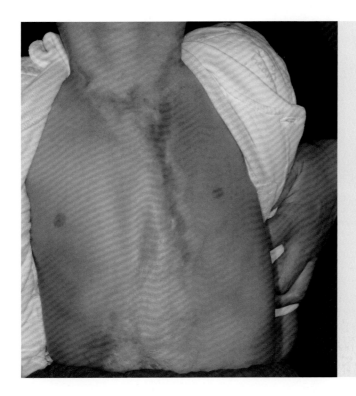

◀ 图 4-260 第 6 次 AFL 前（与上次间隔 1 个月）

【编者点评】

儿童患者的烫伤创面，多自愈能力较强，临床医生多不会采取早期清创植皮手术的方案。但是这种深度烫伤创面换药愈合后，必然随之而来的是旺盛的瘢痕增生。建议此类高风险瘢痕患者不必等待瘢痕明显增生时再考虑 AFL，而是创面愈合后即开始 ALPS 方案治疗。直至瘢痕增生达到最高峰，此时瘢痕发展相对稳定，治疗方案可以延长时间间隔为 3 个月的定期 AFL，配合压力、按摩等常规方式治疗。AFL 技术的应用，使儿童创面至少有 2 个治疗策略：①早期清创，植皮，术后 AFL 治疗植皮区和取皮区瘢痕；②精细换药，创面愈合后 AFL 治疗创面瘢痕。方案②对患儿的损伤更小，但哪个方案患者获益更多，需要严格设计的实验证实。

病例 41　儿童肩背部烫伤后瘢痕增生

3 岁儿童，全身多处烫伤肩背部瘢痕增生 3 个月就诊。

【瘢痕评估】

瘢痕分类：增生性瘢痕。

瘢痕分期：增生期。

风险分层：瘢痕高风险患者（张力部位，儿童）。

【诊疗思维】

儿童大面积烫伤后肩背部瘢痕增生，伤后 3 个月充血水肿明显，家属述患儿夜间睡眠差，多次哭闹，家长苦不堪言。考虑为瘢痕严重增生导致的疼痛或者瘙痒所致。腋窝周围瘢痕增生明显，导致腋窝瘢痕挛缩的概率较大。治疗方案：创面愈合后尽早开始 ALPS，抑制瘢痕增生，直至瘢痕稳定；该患儿在伤后 3 个月首次 AFL 前持续进行压力 + 硅酮贴治疗，效果欠佳。开始 AFL 治疗后，抗瘢痕效果显著，水肿消退，夜间哭闹明显减少。瘢痕成熟后，弹性尚可，未发生明显腋窝功能障碍。该病例相关表现见图 4-261 至图 4-268。

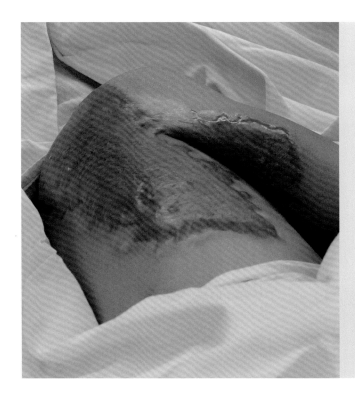

◀ 图 4-261　第 1 次 AFL 术前
（伤后 3 个月）

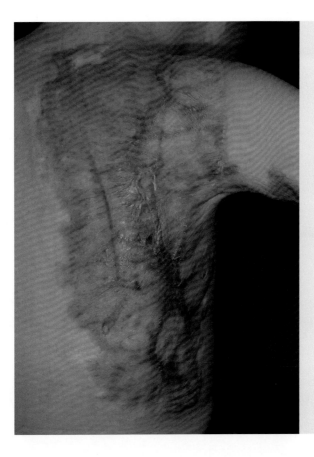

◀ 图 4-262　第 2 次 AFL 术前
（间隔 7 个月）

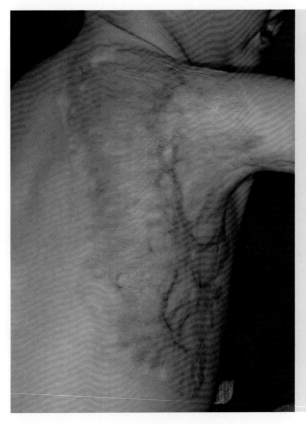

◀ 图 4-263　第 3 次 AFL 术前
（间隔 3 个月）

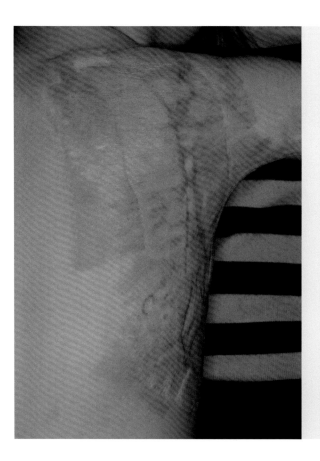

◀ 图 4-264　第 4 次 AFL 术前
（间隔 1.5 个月）

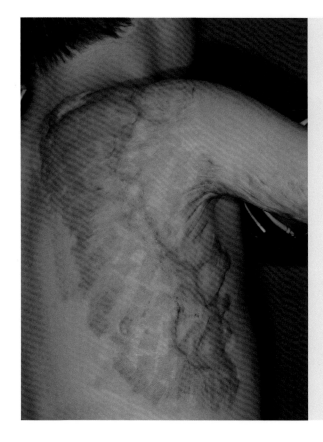

◀ 图 4-265　第 4 次 AFL 术后
（术后第 2 天）

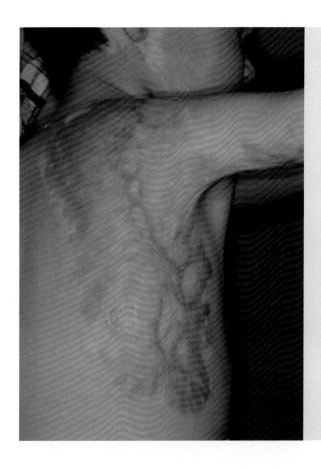

◀ 图 4-266　第 4 次 AFL 术后（术后第 7 天）

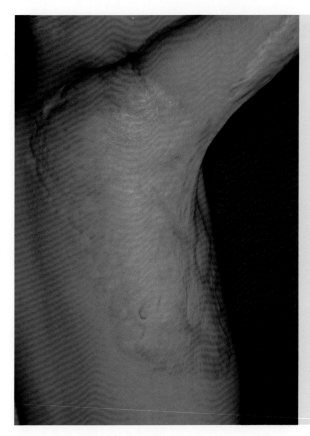

◀ 图 4-267　第 5 次 AFL 术前（间隔 5 个月）

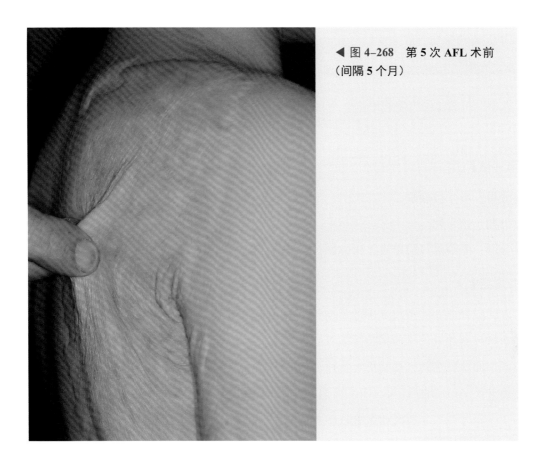

◀ 图 4-268　第 5 次 AFL 术前
（间隔 5 个月）

【编者点评】

　　单纯压力+硅酮贴治疗效果不佳时，要及时加用 AFL，完整的 ALPS 方案，可以起到协同作用，效果更佳。AFL 对消除瘢痕水肿，改善瘢痕疼痛、瘙痒、睡眠障碍，效果确切。

病例 42　儿童面部烫伤后瘢痕增生

2 岁儿童，面部烫伤后瘢痕增生 2 个月就诊。

【瘢痕评估】

瘢痕分类：增生性瘢痕。

瘢痕分期：增生期。

风险分层：瘢痕高风险患者（张力部位，儿童）。

【诊疗思维】

该患者为面部颞颌关节及周围的增生性瘢痕，为张力部位深度烫伤，虽无明显功能障碍，但是持续活动牵拉导致此处的瘢痕易持续生长，不易成熟，随着儿童头部发育，可能牵拉逐渐加重。此处瘢痕应该创面愈合之初就开始正规治疗。

从接诊开始 AFL 治疗，每月 1 次，直至瘢痕稳定，再将 AFL 治疗间隔延长为 3 个月一次。实际的时间间隔以瘢痕发展情况和患者自由时间决定。该病例相关表现见图 4-269 和图 4-270。

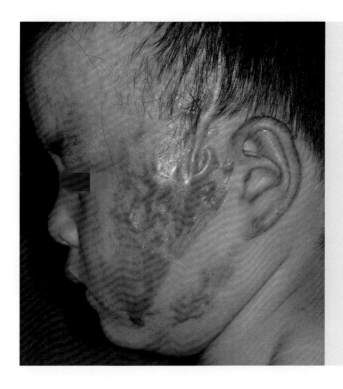

◀ 图 4-269　第 1 次 AFL 前（伤后 2 个月）

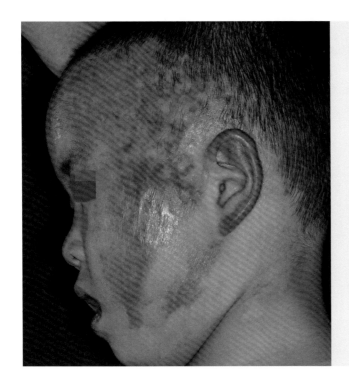

◀ 图 4–270　第 2 次 AFL 前
（间隔 3 个月）

【编者点评】

　　从创面愈合早期开始的增生期瘢痕的 AFL 治疗显效一般都比较慢，本例一次治疗效果显著，主要归因于瘢痕水肿明显消退。第二次 AFL 前瘢痕表皮纹理产生，意味着瘢痕发展接近顶点（拐点），后续治疗效果会相对明显。

8岁儿童，右侧下颌部火炭烫伤后瘢痕增生4年。

【瘢痕评估】

瘢痕分类：增生性瘢痕。

瘢痕分期：增生期与成熟期混合。

风险分层：瘢痕高风险患者（儿童，张力部位）。

【诊疗思维】

该患者下颌部伤后4年仍有瘢痕中心部分活跃增生，并且位于活动部位，儿童也处于身体生长阶段，这些因素都增加瘢痕受到的张力，是瘢痕难以自发成熟的因素。本例患者治疗之前无法判断AFL治疗是否有效，因为促进瘢痕力量与抑制瘢痕的力量（AFL）哪方会起主导作用，无法判断，因此行定期AFL实验性治疗，5次治疗后，瘢痕充血改善，成熟倾向明显，体积也变小，后续继续AFL治疗，预测可以基本变平及恢复皮肤颜色。该病例相关表现见图4-271至图4-275。

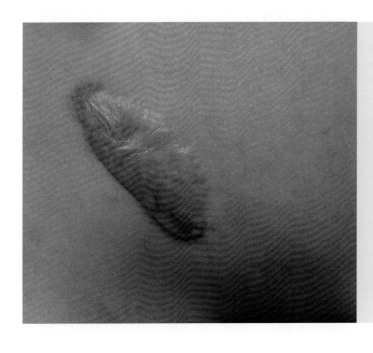

◀ 图 4-271　第 1 次 AFL 术前（伤后 4 年）

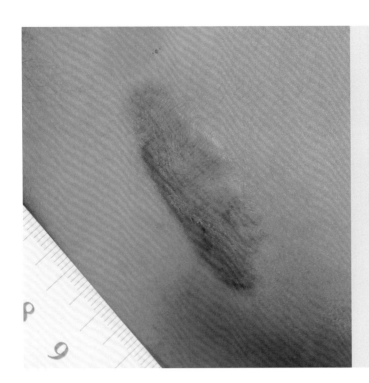

◀ 图 4-272 第 2 次 AFL 术前
（间隔 8 个月）

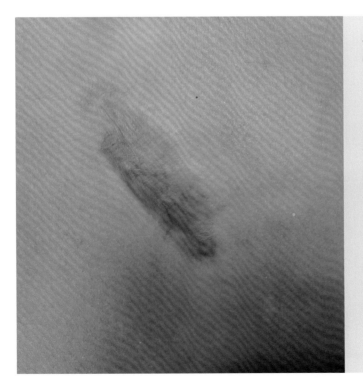

◀ 图 4-273 第 3 次 AFL 术前
（间隔 8 个月）

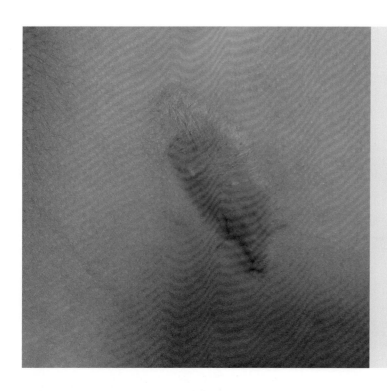

◀ 图 4-274　第 4 次 AFL 术前
（间隔 9 个月）

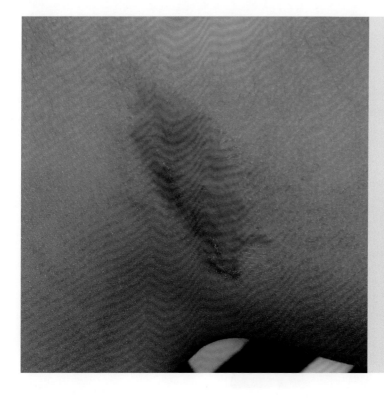

◀ 图 4-275　第 5 次 AFL 术前
（间隔 10 个月）

【编者点评】

　　对于儿童张力部位的成熟期或者增生期瘢痕都可以应用 AFL 治疗，如果短期效果不显著，可尝试继续治疗，增加治疗次数，多可以达到治疗目的。这种方法对于不愿意接受手术的儿童患者而言，是一个可行的替代选择。

病例 44　儿童颈胸部烫伤植皮术后瘢痕增生

4 岁儿童，颈胸部热液烫伤后瘢痕增生 3 年。

【瘢痕评估】

瘢痕分类：增生性瘢痕。

瘢痕分期：增生期。

风险分层：瘢痕高风险患者（儿童，张力部位，植皮区）。

【诊疗思维】

颈胸部烫伤后植皮或者换药愈合后瘢痕增生在儿童患者很常见，本例瘢痕尚处于红色血管增生状态，处于瘢痕增生期，但表皮纹理明显，具有逐渐消退的倾向。

红色血管增生明显时，应用 AFL+ 复方倍他米松 LADD，当红色血管明显减少，应用单纯 AFL，直至瘢痕成熟。该病例相关表现见图 4-276 至图 4-284。

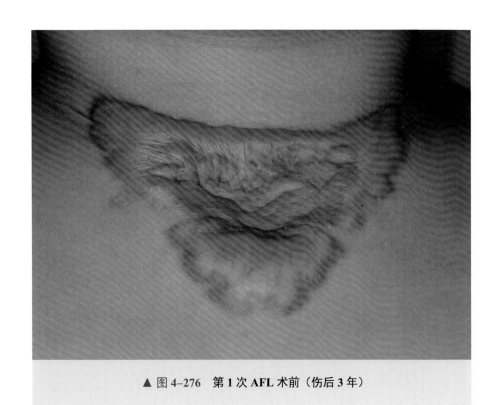

▲ 图 4-276　第 1 次 AFL 术前（伤后 3 年）

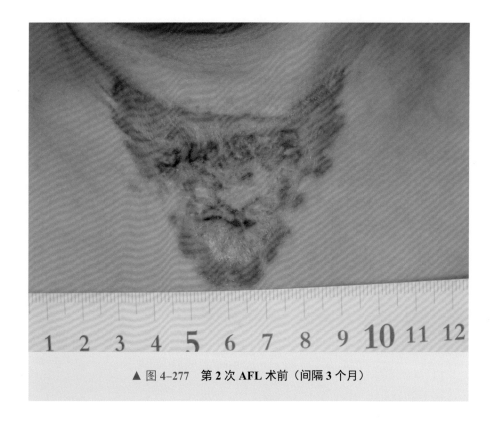

▲ 图 4-277 第 2 次 AFL 术前（间隔 3 个月）

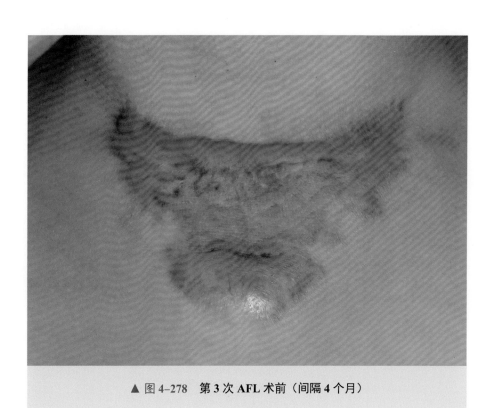

▲ 图 4-278 第 3 次 AFL 术前（间隔 4 个月）

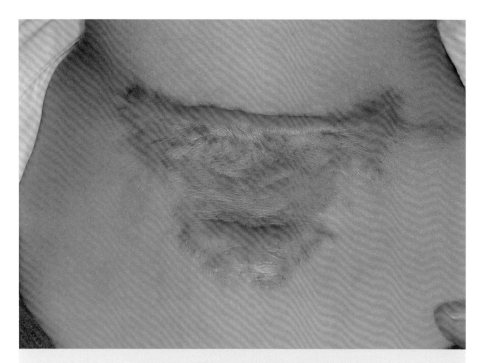

▲ 图 4-279　第 4 次 AFL 术前（间隔 3 个月）

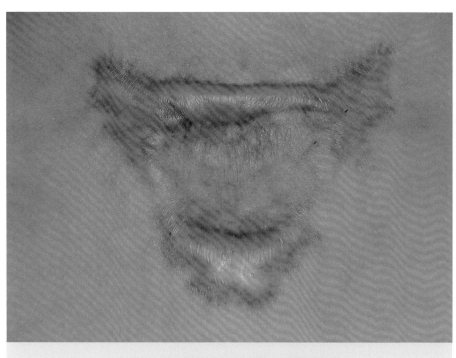

▲ 图 4-280　第 5 次 AFL 术前（间隔 3 个月）

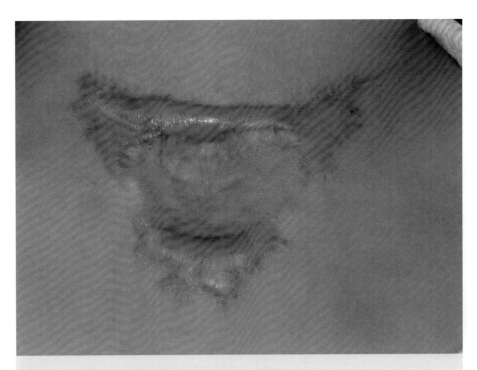

▲ 图 4-281　第 6 次 AFL 术前（间隔 3 个月）

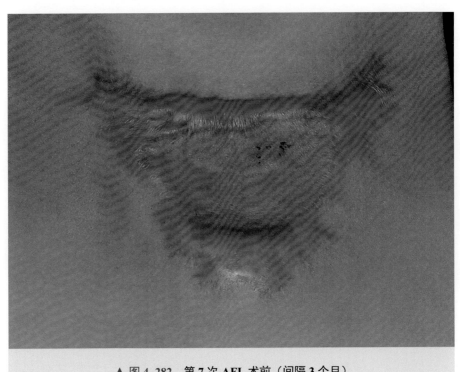

▲ 图 4-282　第 7 次 AFL 术前（间隔 3 个月）

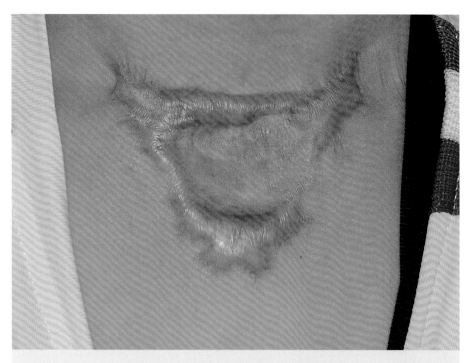

▲ 图 4-283　第 8 次 AFL 术前（间隔 1 个月）

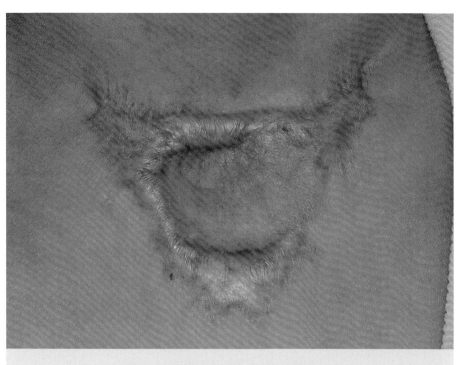

▲ 图 4-284　第 9 次 AFL 术前（间隔 4 个月）

【编者点评】

　　编者倾向认为，在瘢痕增生期内可以分为至少 2 个阶段，即水肿发展期和水肿消退期。在水肿发展期，毛细血管增生、炎症反应旺盛、瘢痕增生趋势明显期，瘢痕表皮纹理不明显；在水肿消退期，瘢痕充血水肿减轻、炎症反应减轻，瘢痕增生趋势减缓，此时瘢痕仍然具有充血和增生表现，但是增生趋势减缓，表皮出现纹理。在瘢痕增生期的水肿发展期进行 AFL 治疗，效果显现比较慢；在瘢痕增生期的水肿消退期进行 AFL 治疗，效果显现相对明显。

病例 45　左足烫伤后瘢痕增生伴功能障碍

10 岁儿童，左足烫伤后瘢痕增生 6 个月就诊。

【瘢痕评估】

瘢痕分类：增生性瘢痕伴功能障碍。

瘢痕分期：增生期。

风险分层：瘢痕高风险患者（张力部位，儿童）。

【诊疗思维】

大关节深度烫伤后，创面无论是换药还是手术愈合，都是大概率的瘢痕增生。该类瘢痕要在创面愈合后即开始 ALPS 方案。本例患者在瘢痕早期未及时开始正规治疗，导致 6 个月时瘢痕明显增生，伴踝关节背伸功能障碍。治疗策略是手术切除瘢痕，大张全厚皮或者人工真皮 + 薄自体皮移植，创面愈合后尽早开始 ALPS 方案，直至瘢痕发展达到拐点，可以延长 AFL 的时间间隔。该病例相关表现见图 4-285 至图 4-289。

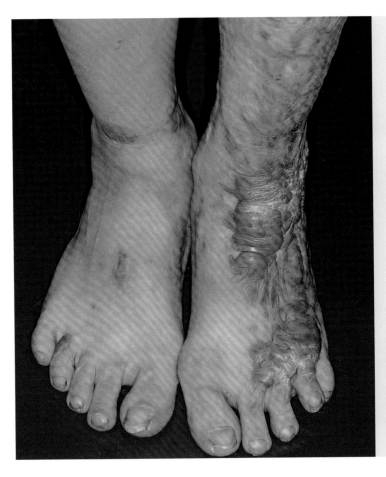

◀ 图 4-285　手术前
（伤后 6 个月）

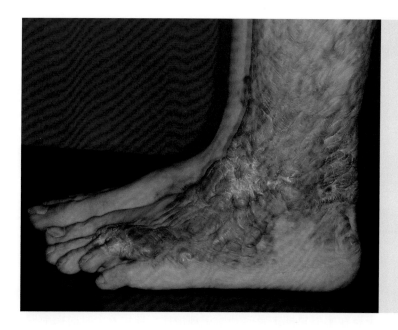

◀ 图 4-286　手术前（伤后6个月）

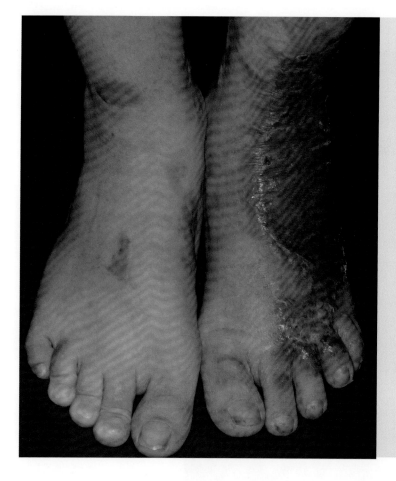

◀ 图 4-287　第 1 次 AFL前（瘢痕切除＋人工真皮＋薄自体皮移植术后 1 个月）

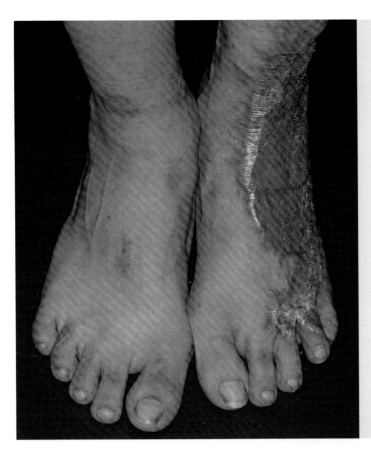

◀ 图 4–288　第 2 次 AFL 前
（间隔 2 个月）

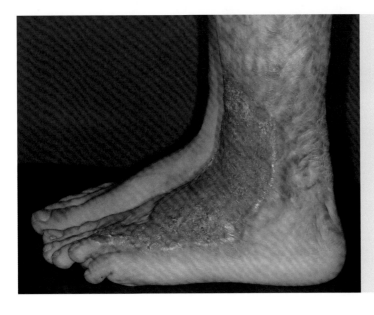

◀ 图 4–289　第 2 次 AFL 前
（间隔 2 个月）

【编者点评】

　　大张全厚皮或者人工真皮＋薄自体皮移植术后，皮片瘢痕增生是必然的，建议创面愈合后 1 周至 1 个月内开始 ALPS 方案治疗。甚至创面大部分愈合，留有少部分创面，即开始 AFL 治疗也是安全的，AFL 对残余创面有促进愈合作用。

2 岁儿童，面颈部烫伤后瘢痕增生 2 个月。

【瘢痕评估】

瘢痕分类：增生性瘢痕。

瘢痕分期：增生期。

风险分层：瘢痕高风险患者（儿童，张力部位）。

【诊疗思维】

儿童面颈部烫伤换药愈合，全面部及颏下轻度瘢痕增生、充血。

张力部位及深度较深、愈合较慢的部位，预测增生概率较高，给予 AFL + 复方倍他米松 LADD 治疗；深度较浅、愈合较快的部位给予 IPL 祛红。该病例相关表现见图 4-290 至图 4-297。

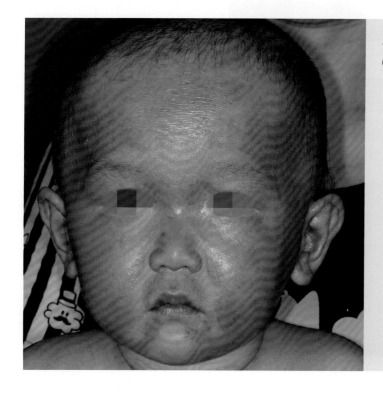

◀ 图 4-290　第 1 次 AFL+IPL 前（伤后 2 个月）

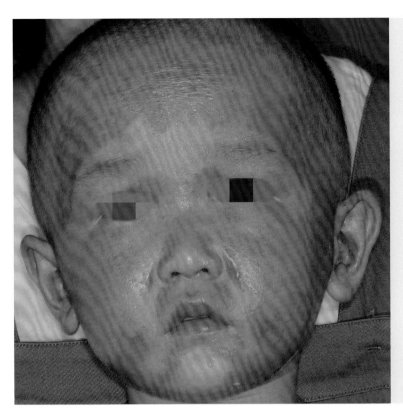

◀ 图 4-291　第 2 次 AFL+IPL 前
（间隔 1 个月）

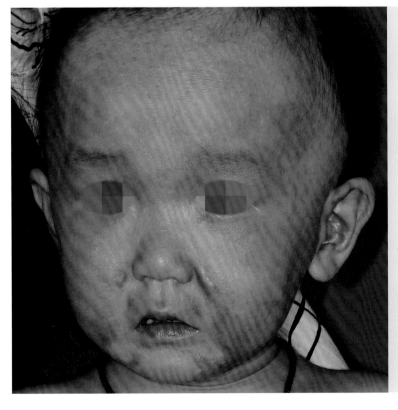

◀ 图 4-292　第 3 次 AFL+IPL 前
（间隔 2 个月）

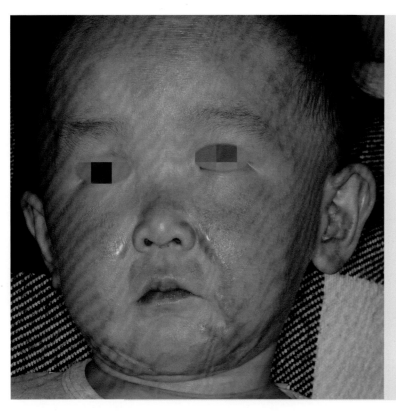

◀ 图 4-293　第 4 次 AFL+IPL 前（间隔 5 个月）

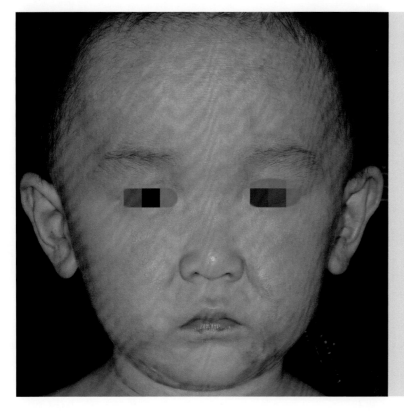

◀ 图 4-294　第 6 次 AFL 前（间隔 8 个月）

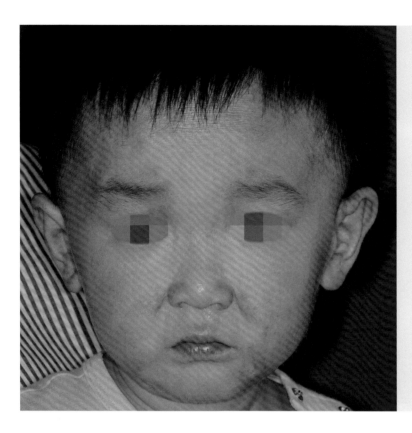

◀ 图 4-295　第 7 次 AFL 前
（间隔 6 个月）

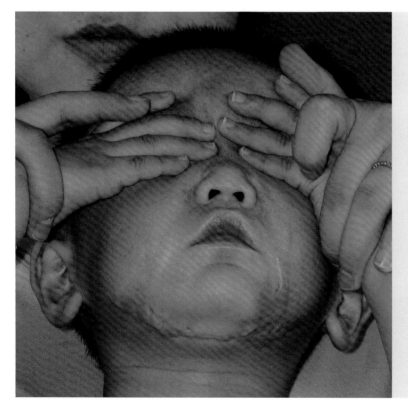

◀ 图 4-296　第 8 次 AFL 前
（间隔 3 个月）

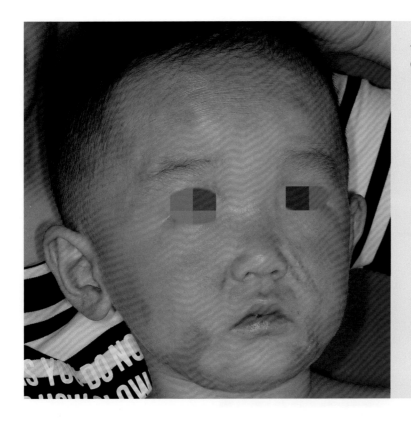

► 图 4-297　第 9 次 AFL 前（间隔 6 个月）

【编者点评】

　　对于受伤面积较广的瘢痕高风险患者，不同受伤部位的瘢痕增生风险也不同，要根据瘢痕不同的增生风险，给予不同的处理方案，高风险瘢痕给予 AFL 治疗，低风险瘢痕可以 IPL 或者 PDL 治疗。

病例 47　儿童手背烫伤后瘢痕增生

2 岁儿童，左手烫伤后瘢痕增生 5 个月。

【瘢痕评估】

瘢痕分类：增生性瘢痕。

瘢痕分期：增生期。

风险分层：瘢痕高风险患者（儿童，张力部位）。

【诊疗思维】

儿童皮肤薄嫩，烫伤易损伤较深，但是同时儿童愈合能力也较强，换药愈合后瘢痕增生是大概率事件。本例采用 AFL ＋复方倍他米松 LADD 治疗，配合外用抗瘢痕药物，5 次治疗效果明确。该病例相关表现见图 4-298 至图 4-302。

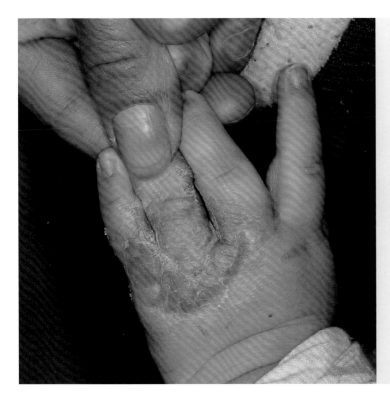

◀ 图 4-298　第 1 次 AFL 术前
（伤后 5 个月）

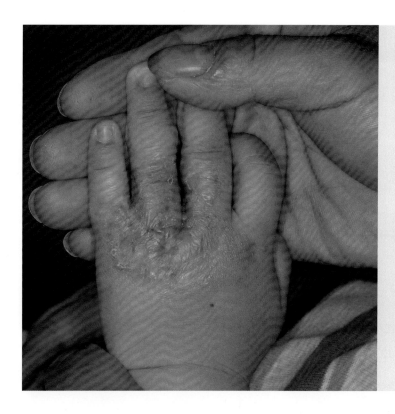

◀ 图 4-299　第 2 次 AFL 术前
（间隔 6 个月）

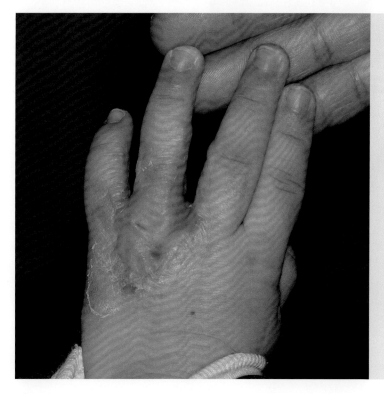

◀ 图 4-300　第 3 次 AFL 术前
（间隔 3 个月）

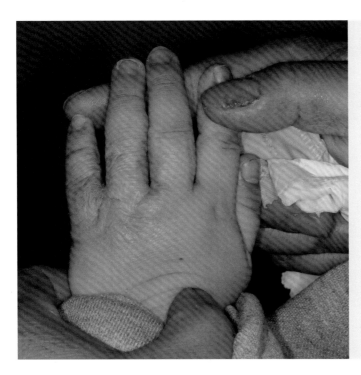

◀ 图 4-301　第 4 次 AFL 术前
（间隔 3 个月）

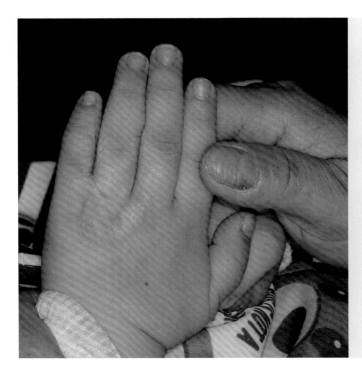

◀ 图 4-302　第 5 次 AFL 术前
（间隔 3 个月）

【编者点评】

对 AFL 反应良好的病例，瘢痕完全消失后，成熟瘢痕皮肤的纹理、颜色和柔韧度几乎跟正常皮肤一致。

病例 48 儿童前躯干烧伤后瘢痕增生

4 岁儿童，火焰烧伤前躯干 3 个月。

【瘢痕评估】

瘢痕分类：增生性瘢痕。

瘢痕分期：增生期。

风险分层：瘢痕高风险患者（儿童，深度烧伤，张力部位）。

【诊疗思维】

伤后 3 个月开始 ALPS 方案治疗，每次 AFL 辅以复方倍他米松 LADD 治疗，4 次 AFL 治疗后，较浅的充血和瘢痕明显改善，较深创面的瘢痕继续增生明显。后续策略为继续保持前阶段 ALPS 方案，直至瘢痕成熟稳定。该病例相关表现见图 4-303 和图 4-304。

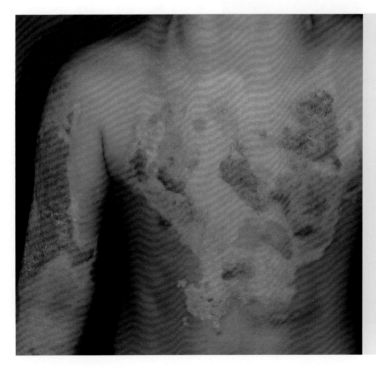

◀ 图 4-303 第 1 次 AFL 术前（伤后 3 个月）

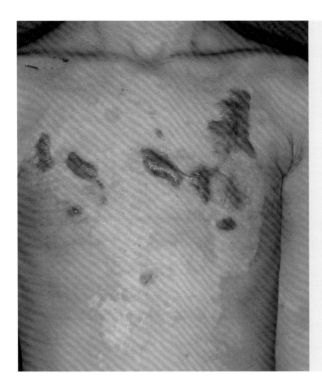

◀ 图 4-304　第 4 次 AFL 术前
（距第 1 次 AFL 间隔 5 个月）

【编者点评】

　　在瘢痕增生的早期进行 AFL 治疗，可能随着治疗的进行，仍有瘢痕日益生长明显，这并不是 AFL 导致了瘢痕增生严重，而是瘢痕发展的自然规律。即使有 AFL 抑制瘢痕增生的作用，在未达到瘢痕增生促进因素与抑制因素的平衡点之前，瘢痕会持续增生。此时的治疗策略是坚持 ALPS 方案，直至瘢痕增生促进因素与抑制因素达到平衡，在 AFL 的作用下，瘢痕抑制因素逐渐占据瘢痕发展的主要地位，此时瘢痕改善的作用会逐渐显现。

青年女性，左上肢瘢痕外观异常 10 余年。

【瘢痕评估】

瘢痕分类：增生性瘢痕。

瘢痕分期：成熟期。

风险分层：瘢痕低风险患者。

【诊疗思维】

成熟的表浅的增生性瘢痕，单纯靠 AFL 治疗，效果有限，外观改善不会明显。但是我们已经有较多的经验，在良好缝合的基础上，线性增生性瘢痕经过定期 AFL 治疗，可以达到基本看不出瘢痕的程度。

本例治疗思路为切除成熟增生性瘢痕，变片状瘢痕为线状瘢痕，再用 AFL 治疗线性增生性瘢痕，直至瘢痕成熟。该病例相关表现见图 4-305 至图 4-313。

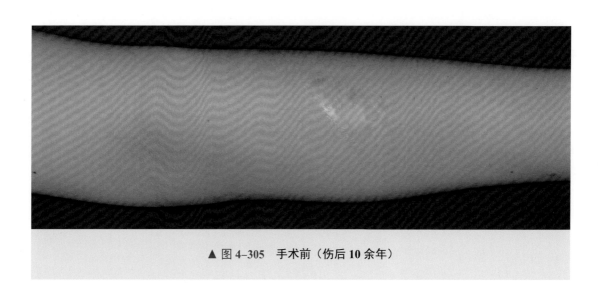

▲ 图 4-305 手术前（伤后 10 余年）

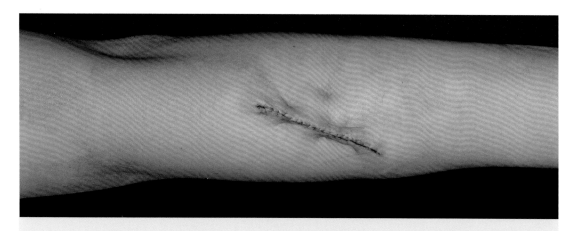

▲ 图 4-306　术后即刻（术中应用远离伤口的皮内埋没垂直褥式减张缝合）

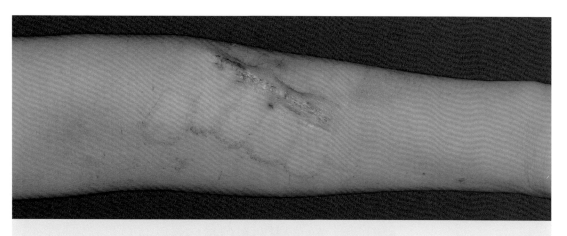

▲ 图 4-307　第 1 次 AFL 术前（间隔 1 个月）

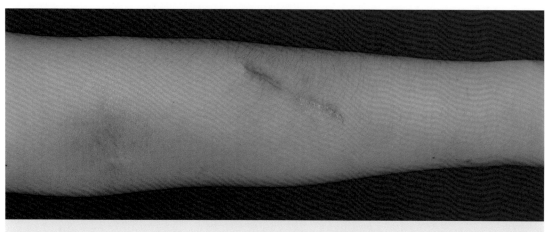

▲ 图 4-308　第 2 次 AFL 术前（间隔 2 个月）

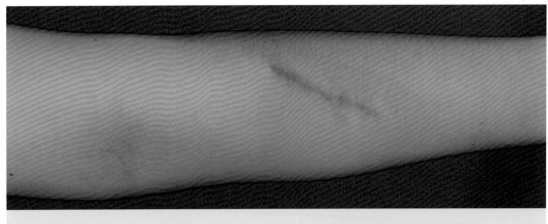

▲ 图 4-309 第 3 次 AFL 术前（间隔 1 个月）

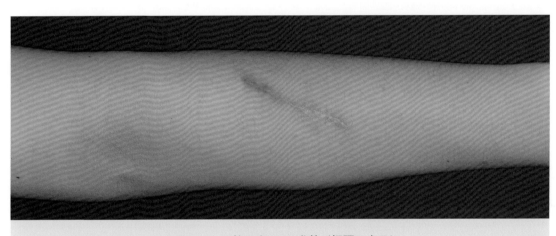

▲ 图 4-310 第 4 次 AFL 术前（间隔 2 个月）

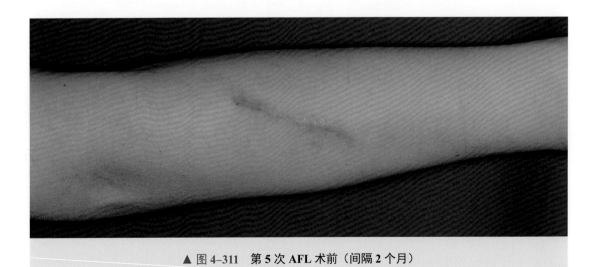

▲ 图 4-311 第 5 次 AFL 术前（间隔 2 个月）

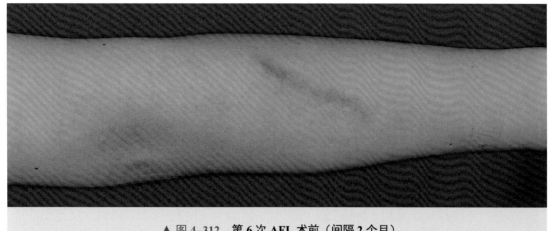

▲ 图 4-312　第 6 次 AFL 术前（间隔 2 个月）

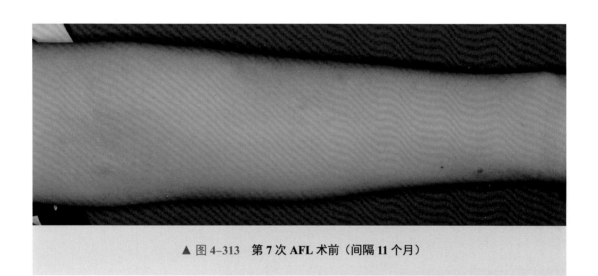

▲ 图 4-313　第 7 次 AFL 术前（间隔 11 个月）

【编者点评】

　　在瘢痕美容性治疗中，将片状瘢痕通过手术方式变成线状瘢痕，再用 AFL 治疗线性瘢痕，是一个行之有效的策略。远离伤口的皮内埋没垂直褥式减张缝合将张力在伤口远处减张，利于伤口无张力愈合。本例也演示了一个新瘢痕在 AFL 刺激下，从增生到成熟的全过程，可供读者理解瘢痕发展的自然进程。

病例 50　肩背部手术后线性瘢痕增生

青年女性，右侧肩胛区切口瘢痕增生半个月。

【瘢痕评估】

瘢痕分类：增生性瘢痕。

瘢痕分期：增生期。

风险分层：瘢痕高风险患者（女性，张力部位）。

【诊疗思维】

肩胛区手术切口由于处于高张力部位，尤其是优势手臂的肩胛区，活动更频繁，如有切口瘢痕，需要更长的治疗时间，才能达到瘢痕发展的转折点。本例患者肩胛区手术后，即使经过高质量缝合，一定的外减张措施，定期 AFL+ 复方倍他米松 LADD，瘢痕增生仍然剧烈发展。主要治疗策略是定期 AFL + 复方倍他米松 LADD 或者复方倍他米松瘢痕内注射，直至瘢痕发展减缓，逐渐达到成熟稳定，继续 AFL 治疗成熟瘢痕至瘢痕平坦、颜色与周围皮肤类似。该病例相关表现见图 4–314 至图 4–325。

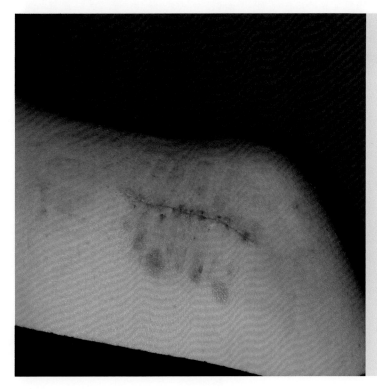

◀ 图 4–314　第 1 次 AFL 术前
（囊肿切除术后半个月）

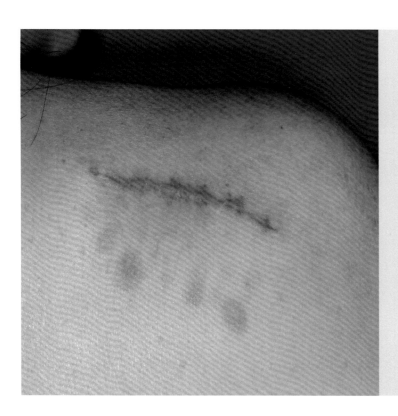

◀ 图 4-315　第 2 次 AFL 术前
（间隔半个月）

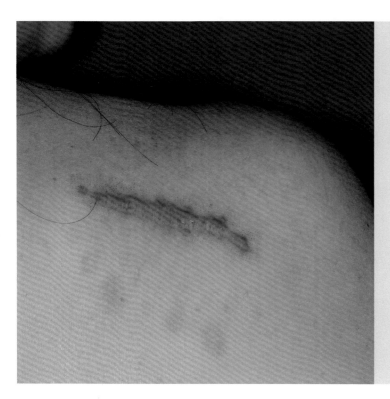

◀ 图 4-316　第 3 次 AFL 术前
（间隔 1 个月）

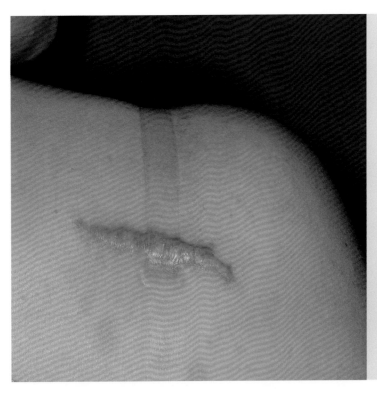

◀ 图 4-317　第 4 次 AFL 术前
（间隔 20 天）

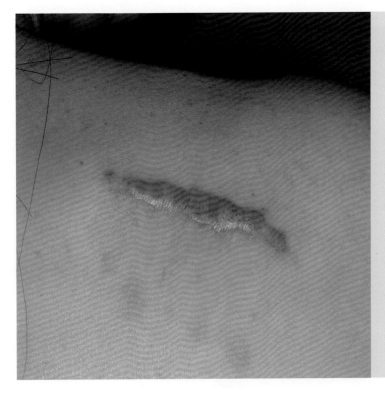

◀ 图 4-318　第 5 次 AFL 术前
（间隔 1 个月）

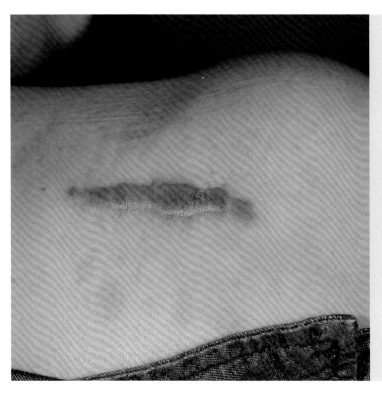

◀ 图 4-319　第 6 次 AFL 术前
（间隔 20 天）

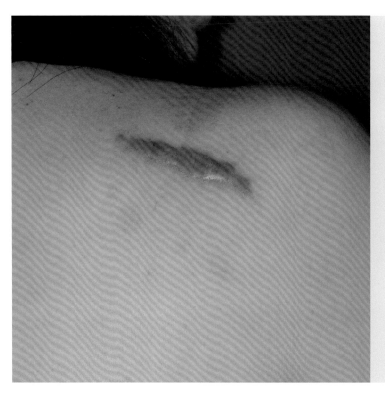

◀ 图 4-320　第 7 次 AFL 术前
（间隔 20 天）

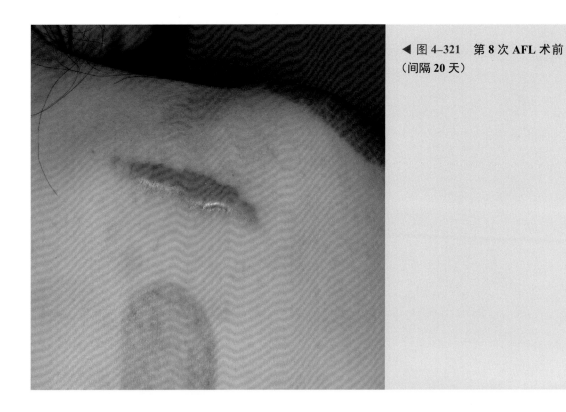

◀ 图 4-321　第 8 次 AFL 术前
（间隔 20 天）

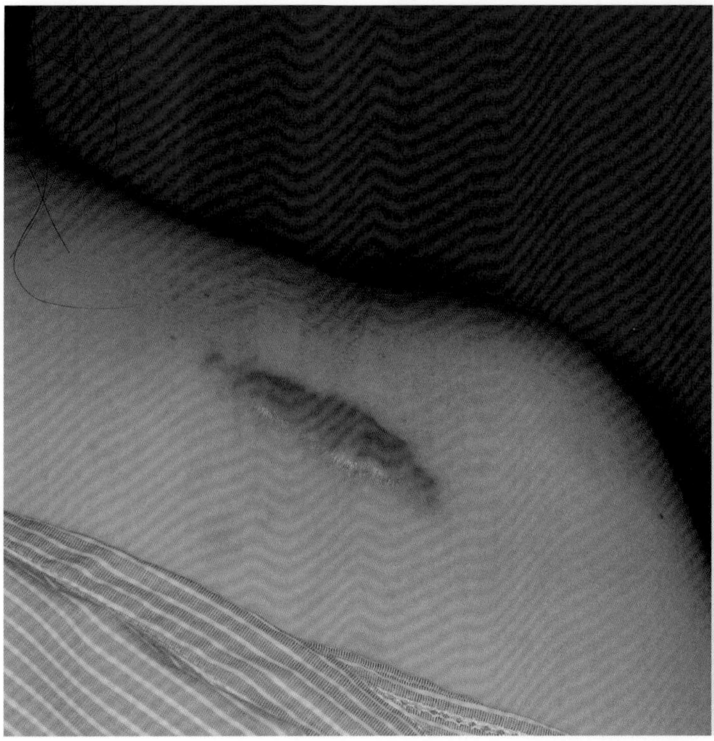

◀ 图 4-322　第 9 次 AFL 术前
（间隔 40 天）

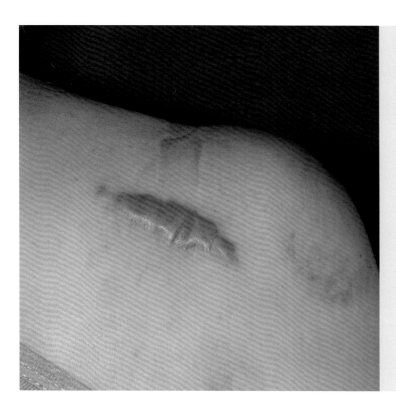

◀ 图 4-323　第 10 次 AFL 术前
（间隔 22 天）

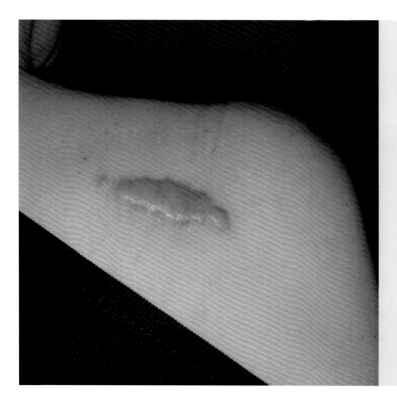

◀ 图 4-324　第 11 次 AFL 术前
（间隔 1.5 个月）

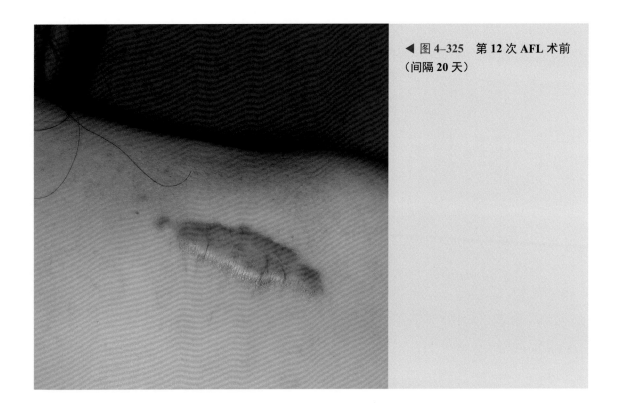

◀ 图 4-325　第 12 次 AFL 术前
（间隔 20 天）

【编者点评】

　　本例演示了在强大张力作用下瘢痕剧烈发展的情景，提示对高张力部位的病损进行手术，要将术后瘢痕剧烈增生的可能性及术后抗瘢痕的长期与艰巨性与患者良好沟通，避免不切实际的高期望。

病例 51 面部外伤后线性瘢痕增生（一）

青年女性，面部外伤缝合后瘢痕增生 2 个月。

【瘢痕评估】

瘢痕分类：增生性瘢痕。

瘢痕分期：增生期。

风险分层：瘢痕高风险患者（女性，张力部位）。

【诊疗思维】

面部外伤如果创面缝合质量较好，皮肤对合好，早期 AFL 效果明确。本例从接诊开始定期 AFL＋复方倍他米松 LADD，待瘢痕褪红后，单纯 AFL 继续治疗，使成熟瘢痕外观接近正常皮肤外观。该病例相关表现见图 4-326 至图 4-328。

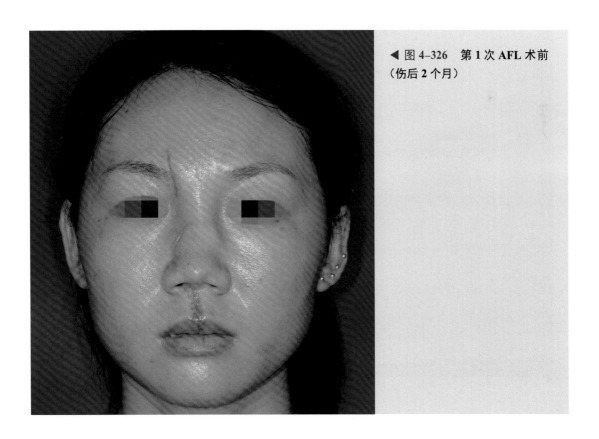

◀ 图 4-326　第 1 次 AFL 术前
（伤后 2 个月）

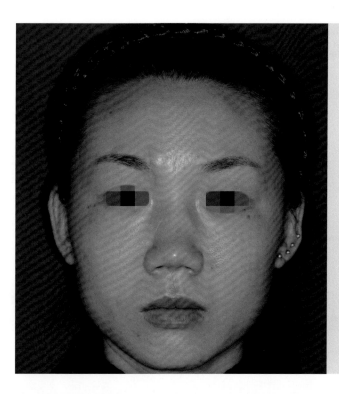

◀ 图 4-327　第 2 次 AFL 术前
（间隔 2 个月）

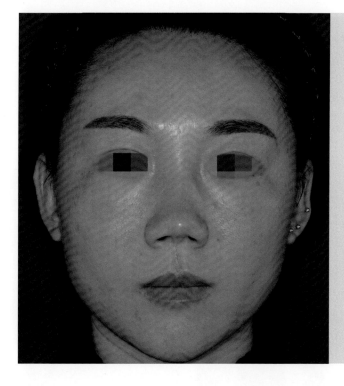

◀ 图 4-328　第 3 次 AFL 术前
（间隔 3 个月）

【编者点评】

AFL 对缝合质量较好的线性瘢痕治疗效果确切。这一经验性结论也是"片状瘢痕采取手术方式，变成线状瘢痕，再用 AFL 治疗线状瘢痕"这一策略的基础。

病例 52　面部外伤后线性瘢痕增生（二）

青年女性，面部玻璃划伤缝合后瘢痕增生 4 个月就诊。

【瘢痕评估】

瘢痕分类：增生性瘢痕。

瘢痕分期：未成熟期。

风险分层：瘢痕低风险患者。

【诊疗思维】

面部切割伤，当时缝合质量未知，伤后 4 个月时可见面部缝合伤口线性瘢痕增生，未见皮缘错位或者缺失。由于伤口周围张力不明显，伤后及时的缝合处理，瘢痕增生风险不高，但患者对面部美容需求强烈。治疗思路是立即开始 AFL，每月一次，直至瘢痕稳定。实际的时间间隔以瘢痕发展情况和患者自由时间决定。该病例相关表现见图 4–329 至图 4–334。

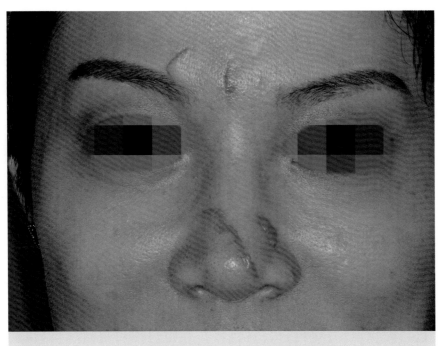

▲ 图 4–329　第 1 次 AFL 前（伤后 4 个月）

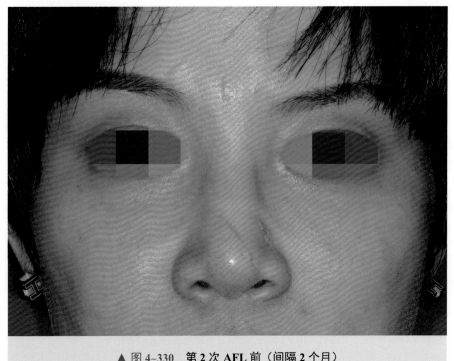

▲ 图 4-330　第 2 次 AFL 前（间隔 2 个月）

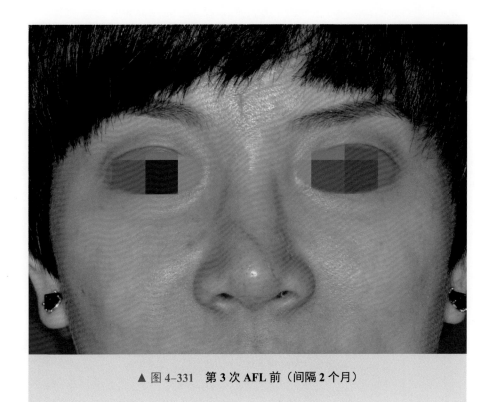

▲ 图 4-331　第 3 次 AFL 前（间隔 2 个月）

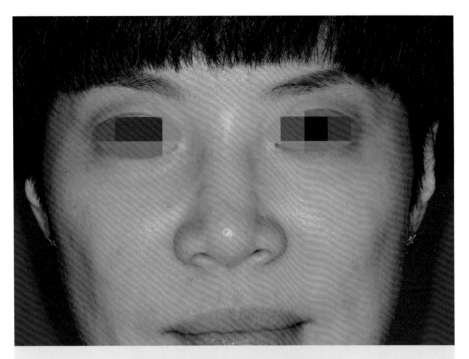

▲ 图 4–332　第 4 次 AFL 前（间隔 5 个月）

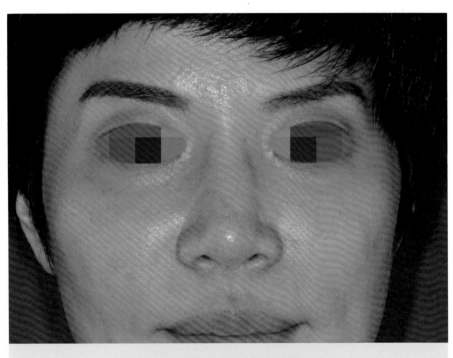

▲ 图 4–333　第 5 次 AFL 前（间隔 4 个月）

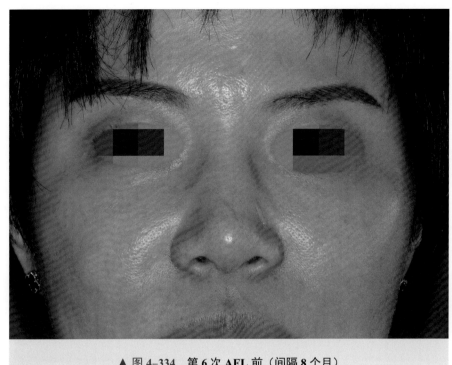

▲ 图 4-334　第 6 次 AFL 前（间隔 8 个月）

【编者点评】

　　面部切口在高质量缝合的前提下，早期 AFL 治疗，一般瘢痕的治疗效果都比较好。在这一经验性结论支持下，医生对面部可直接切除缝合的瘢痕，可以放心大胆的设计直线或者折线切口切除，高质量减张缝合，术后早期开始 AFL，可以期待较好的治疗效果。这一结论也提示，对面部所有形成切口和针眼的美容整形手术，术后早期、定期 AFL，可以较好地改善手术瘢痕情况。

病例 53　剖腹产后线性瘢痕增生

青年女性，腹部剖腹产术后瘢痕增生伴瘙痒 1.5 年。

【瘢痕评估】

瘢痕分类：增生性瘢痕。

瘢痕分期：增生期。

风险分层：瘢痕高风险患者。

【诊疗思维】

剖腹产瘢痕是临床上常见并被医患双方重视的一类增生性瘢痕。部分对瘢痕贴和外用药物反应不佳的剖宫产瘢痕，AFL 治疗是有效的方案。本例患者瘢痕在初诊时，仍处于增生期，予 AFL+ 复方倍他米松 LADD，定期治疗，治疗间隔无其他治疗；瘢痕成熟后，单纯 AFL 治疗。该病例相关表现见图 4-335 至图 4-341。

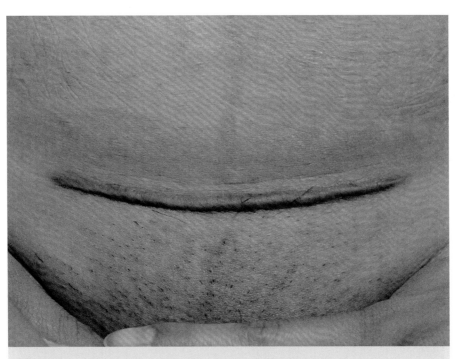

▲ 图 4-335　第 1 次 AFL 术前（产后 1.5 年）

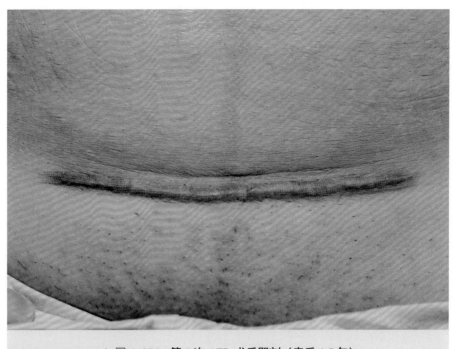

▲ 图 4-336　第 1 次 AFL 术后即刻（产后 1.5 年）

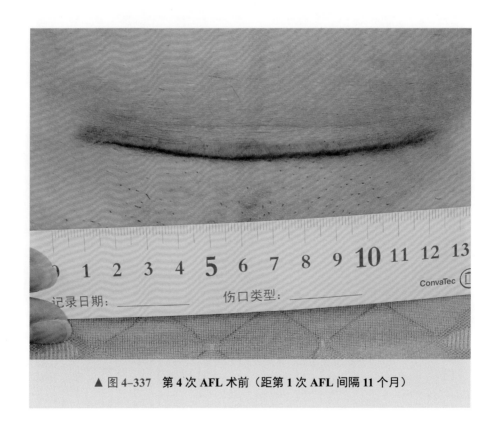

▲ 图 4-337　第 4 次 AFL 术前（距第 1 次 AFL 间隔 11 个月）

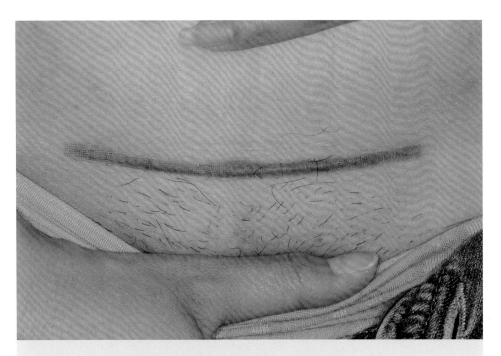

▲ 图 4-338　第 5 次 AFL 术前（间隔 4 个月）

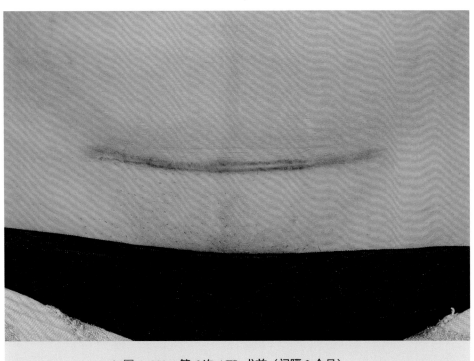

▲ 图 4-339　第 6 次 AFL 术前（间隔 2 个月）

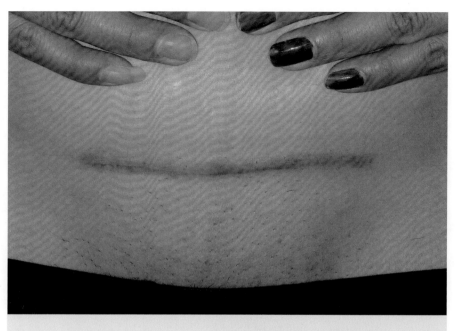

▲ 图 4-340 第 8 次 AFL 术前（距第 6 次 AFL 间隔 4 个月）

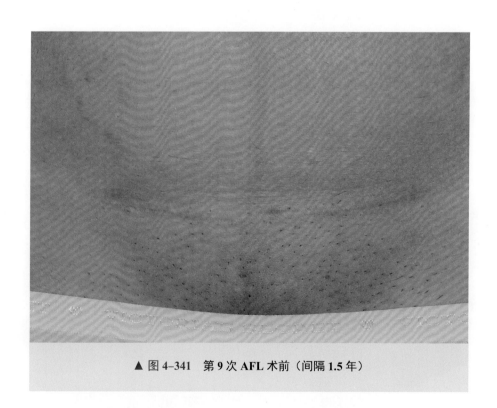

▲ 图 4-341 第 9 次 AFL 术前（间隔 1.5 年）

【编者点评】

当 AFL + 复方倍他米松 LADD 刺激瘢痕发展到转折点后，瘢痕自身的发展规律会导致瘢痕逐渐消退，如果加用 AFL 会加速此进程。

病例 54　蜈蚣样外观的手术后小腿线性瘢痕增生

中年女性，左下肢内固定术后 2 个月。

【瘢痕评估】

瘢痕分类：增生性瘢痕。

瘢痕分期：增生期。

风险分层：瘢痕高风险患者（女性，张力部位，低缝合质量）。

【诊疗思维】

患者主要由于瘢痕蜈蚣样外观及增生明显寻求治疗。

定期 AFL + 复方倍他米松 LADD 治疗，待瘢痕成熟后，定期 AFL，改善瘢痕容量。该病例相关表现见图 4-342 至图 4-344。

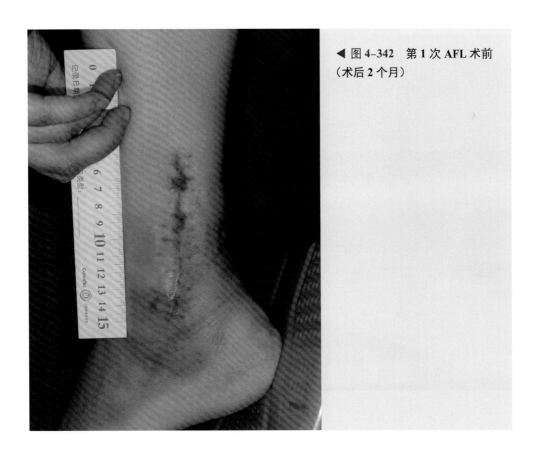

◀ 图 4-342　第 1 次 AFL 术前（术后 2 个月）

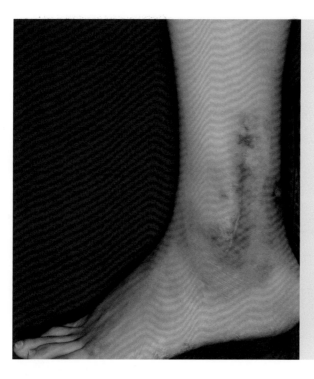

◀ 图 4-343　第 2 次 AFL 术前
（间隔 4 个月）

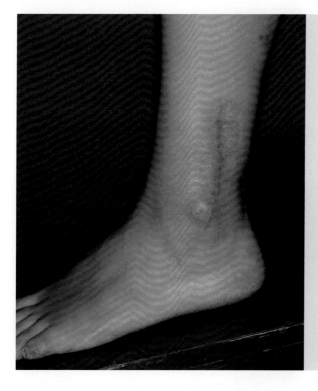

◀ 图 4-344　第 3 次 AFL 术前
（间隔 22 个月）

【编者点评】

　　在个别外科患者切口，低质量的缝合偶有可见，没有应用分层缝合和减张缝合的理念，大针距的全层缝合，缝合针眼容易在张力和水肿的刺激下，瘢痕增生明显。AFL 治疗此类蜈蚣样外观的瘢痕，效果明确。

青年男性，鼻部萎缩性瘢痕 2 年。

【瘢痕评估】

瘢痕分类：萎缩性瘢痕。

瘢痕分期：成熟期。

风险分层：瘢痕高风险患者（张力部位）。

【诊疗思维】

鼻尖部萎缩性瘢痕，可以采取自体或者异体组织填充的思路治疗，也可以采取手术切除 + 术后 AFL 预防瘢痕增生的思路治疗。本案例采取后一个治疗思路，证实安全可靠。该病例相关表现见图 4–345 至图 4–348。

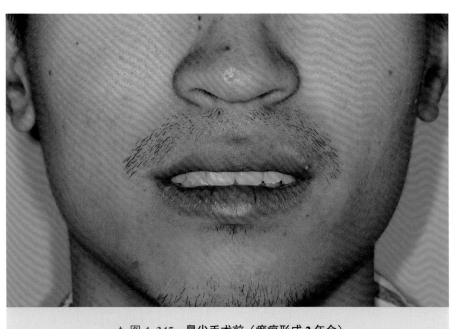

▲ 图 4-345　鼻尖手术前（瘢痕形成 2 年余）

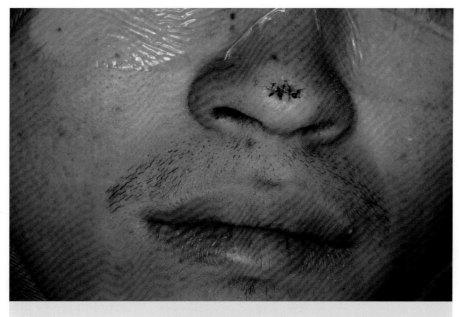

▲ 图 4-346　鼻尖手术中

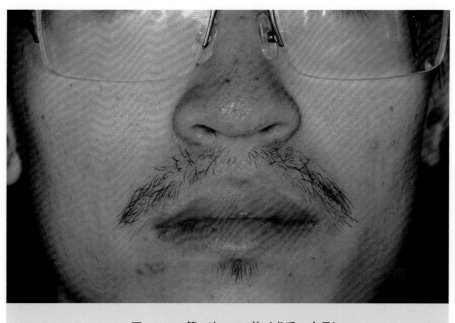

▲ 图 4-347　第 1 次 AFL 前（术后 1 个月）

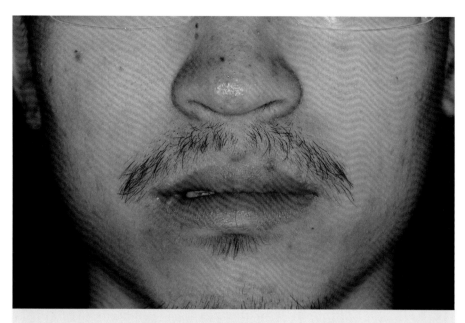

▲ 图 4-348　第 5 次 AFL 前（术后 6 个月）

【编者点评】

　　对一些伴有组织容量缺失的萎缩性瘢痕，实施手术切除病损部位，术后应用 AFL 预防瘢痕增生，是一个有效的方案。

病例 56　颌下痤疮瘢痕

青年男性，颌下痤疮瘢痕3年余。

【瘢痕评估】

瘢痕分类：增生性瘢痕。

瘢痕分期：增生期与成熟期混合。

风险分层：瘢痕高风险患者（张力部位）。

【诊疗思维】

剥脱性 CO_2 点阵激光是治疗痤疮瘢痕的金标准。本例颌下瘢痕已多数成熟，极个别处于充血增生期。治疗目标是尽量减少瘢痕的容量，恢复下颌平滑皮肤。治疗策略是定期 AFL，直至皮肤表面相对平滑，患者满意。该病例相关表现见图 4-349 和图 4-350。

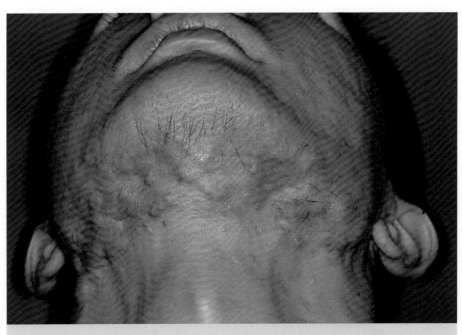

▲ 图 4-349　第 1 次 AFL 术前（瘢痕形成 3 年余）

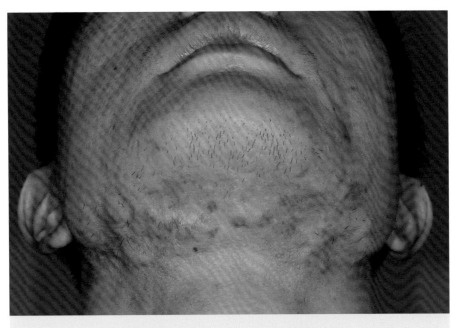

▲ 图 4-350　第 5 次 AFL 术前（间隔 2 年）

【编者点评】

对痤疮瘢痕而言，无论是萎缩性瘢痕还是增生性瘢痕，剥脱性 CO_2 点阵激光都是治疗的金标准。对个别瘢痕凹陷或者增生明显的，可以联合手术及 AFL 治疗，效果更快。

病例 57　口角处小型增生性瘢痕

青年女性，右侧口角热液烫伤后瘢痕增生 15 年就诊。

【瘢痕评估】

瘢痕分类：增生性瘢痕。

瘢痕分期：增生期。

风险分层：瘢痕高风险患者（张力部位，青年女性）。

【诊疗思维】

儿童时口角烫伤后瘢痕增生，15 年未消退，首次治疗前仍处于增生期，可见瘢痕充血水肿。患者对美观要求较高。

可以切除＋高质量缝合，创面愈合后尽早开始 AFL，抑制瘢痕增生，直至瘢痕稳定；也可以从现在开始 AFL＋激素 LADD 治疗。本例采取后一种方案，更为安全。即使失败，仍有手术＋AFL 的机会。该病例相关表现见图 4-351 至图 4-364。

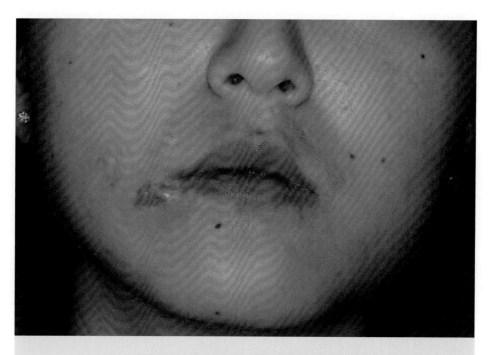

▲ 图 4-351　第 1 次 AFL 前（瘢痕形成 15 年余）

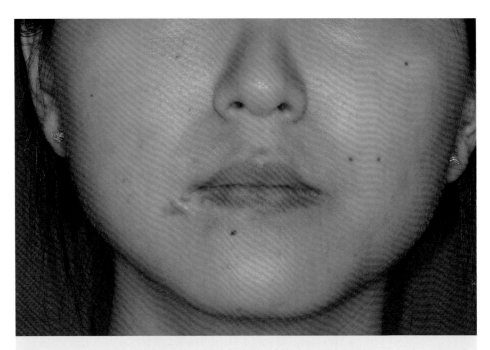

▲ 图 4–352 第 2 次 AFL 前（间隔 3 个月）

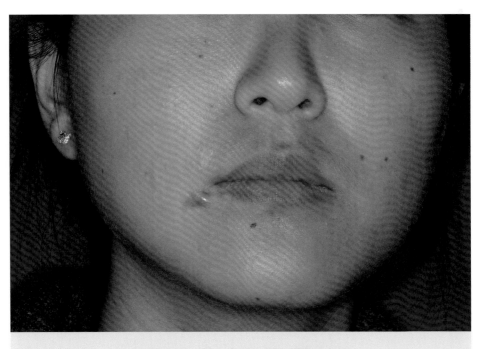

▲ 图 4–353 第 3 次 AFL 前（间隔 2 个月）

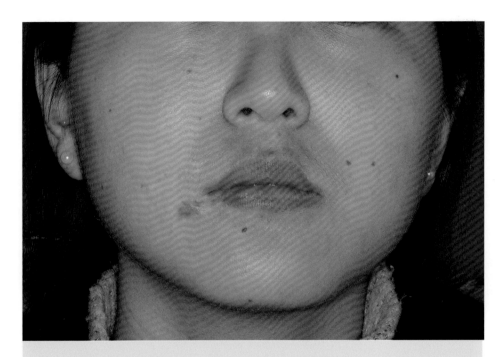

▲ 图 4-354 第 4 次 AFL 前（间隔 2 个月）

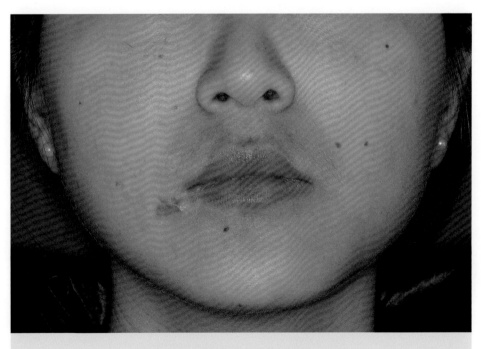

▲ 图 4-355 第 5 次 AFL 前（间隔 1 个月）

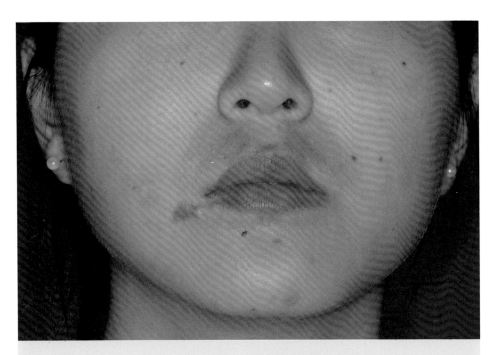

▲ 图 4-356　第 6 次 AFL 前（间隔 1 个月）

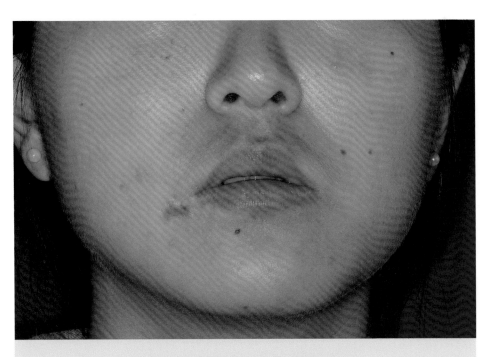

▲ 图 4-357　第 7 次 AFL 前（间隔 1 个月）

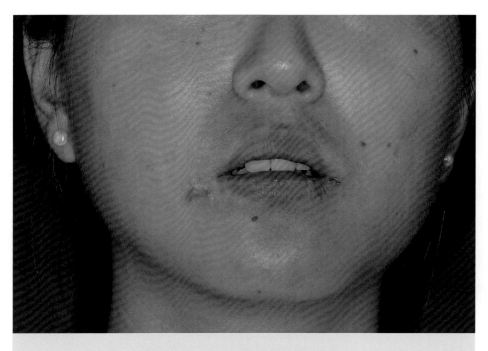

▲ 图 4-358　第 8 次 AFL 前（间隔 2 个月）

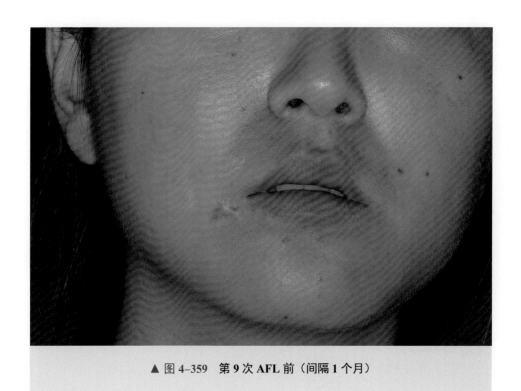

▲ 图 4-359　第 9 次 AFL 前（间隔 1 个月）

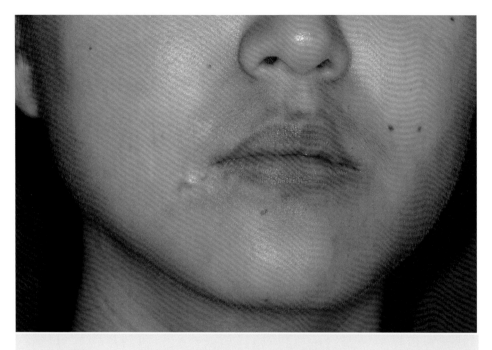

▲ 图 4-360　第 10 次 AFL 前（间隔 2 个月）

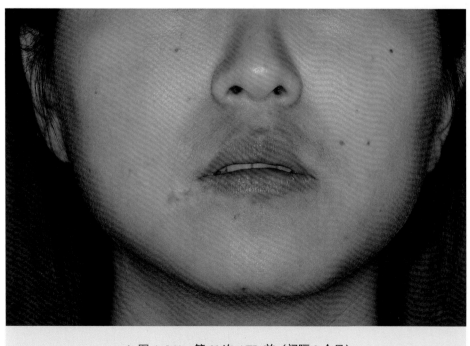

▲ 图 4-361　第 11 次 AFL 前（间隔 2 个月）

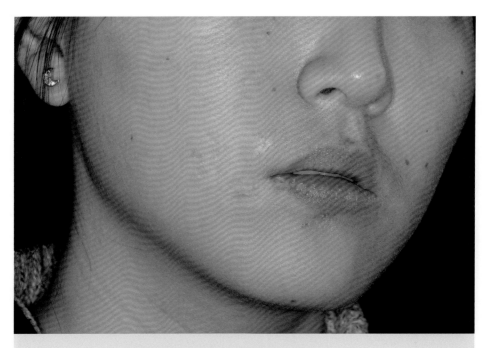

▲ 图 4-362　第 12 次 AFL 前（间隔 2.5 个月）

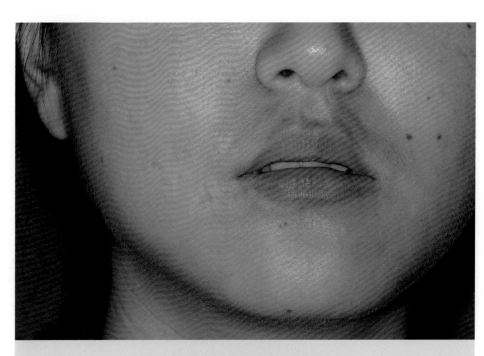

▲ 图 4-363　第 13 次 AFL 前（间隔 2 个月）

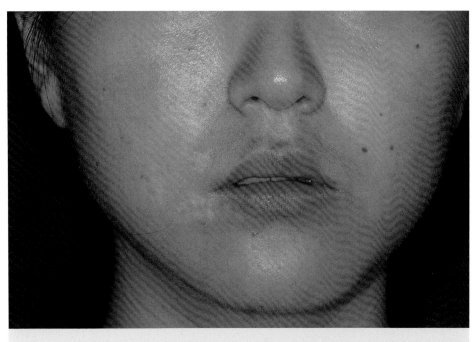

▲ 图 4-364　第 14 次 AFL 前（间隔 3 个月）

【编者点评】

较小的增生性瘢痕，AFL + 激素 LADD 治疗是较为安全的治疗方案。本例图片记录了 AFL +
激素 LADD 治疗小型增生性瘢痕的过程，全面表现了增生性瘢痕从增生期到成熟期的完整变化。
可供临床医生理解增生性瘢痕的发展变化过程。

65 岁女性，心脏手术后胸部切口瘢痕增生伴疼痛 4 年。

【瘢痕评估】

瘢痕分类：增生性瘢痕。

瘢痕分期：增生期。

风险分层：瘢痕高风险患者（女性，张力部位）。

【诊疗思维】

胸部开胸手术切口由于处于张力部位，女性该处组织还受乳房重力牵拉，是瘢痕容易增生的部位。本例患者瘢痕尚处于红色血管增生、水肿状态，处于瘢痕增生期。患者主诉疼痛难忍，无法睡眠。

先尝试高能量、低密度 AFL+ 复方倍他米松 LADD 治疗，患者诉单次治疗疼痛症状改善不明显，强烈要求尽快改善症状。于是谨慎术前准备前提下行瘢痕切除 + W 成形术。术后定期 AFL，预防瘢痕增生。该病例相关表现见图 4–365 和图 4–366。

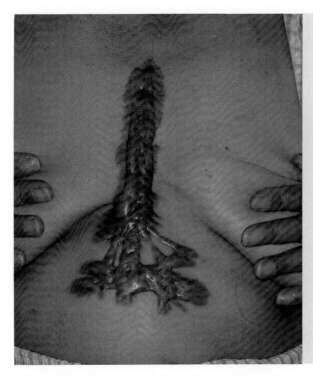

◀ 图 4–365 手术前（胸口手术后 4 年）

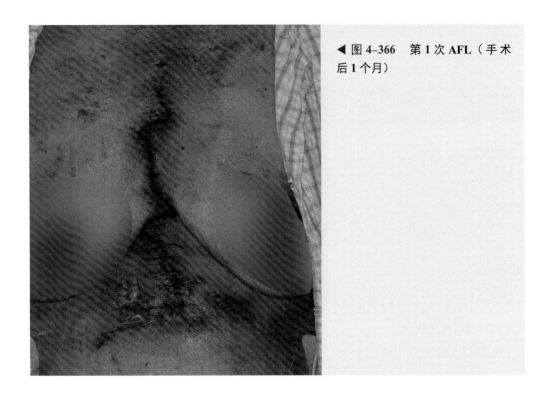

◀ 图 4-366　第 1 次 AFL（手术后 1 个月）

【编者点评】

　　胸口部手术切口建议设计成 W 形或者折线形，以分解张力，减轻瘢痕增生的刺激因素。胸口竖行的直线切口瘢痕增生概率极大，建议早期行 AFL 治疗。

老年女性，腹部切口瘢痕增生 4 个月。

【瘢痕评估】

瘢痕分类：增生性瘢痕。

瘢痕分期：增生期。

风险分层：瘢痕高风险患者（女性，张力部位）。

【诊疗思维】

腹部的竖行手术切口，受横向张力影响，一般都会增生明显。本例缝合质量较差，估计没有皮下减张，并形成了蜈蚣样瘢痕。

瘢痕增生期以 AFL+ 复方倍他米松 LADD 定期治疗，至瘢痕成熟后单纯 AFL 定期治疗，或者外用药保守治疗。该病例相关表现见图 4-367 和图 4-368。

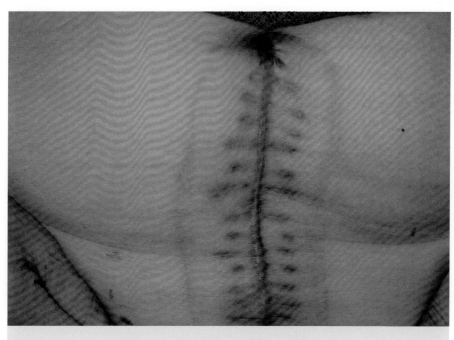

▲ 图 4-367　第 1 次 AFL 术前（术后 4 个月）

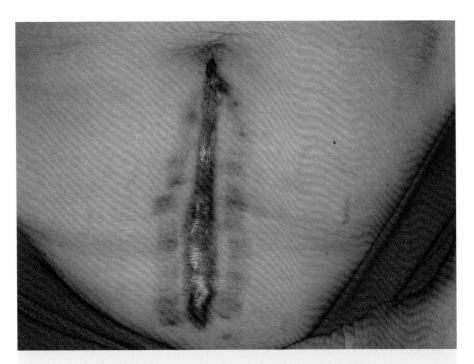

▲ 图 4-368　第 11 次 AFL 术前（距离第 1 次 AFL 间隔 1 年）

【编者点评】

　　张力部位的瘢痕皮下减张和高质量的缝合对于减轻术后瘢痕增生非常重要，只有高质量的缝合配合后续的正规抗瘢痕治疗，才能得到外观相对正常的抗瘢痕效果。AFL 对于高张力部位的出针点瘢痕的治疗效果明确。张力部位瘢痕的治疗过程中，瘢痕会在张力作用下发生变形，比如本例竖行瘢痕被拉宽，提示要注意早期的减张缝合和后续的外减张。

中年男性，右手大鱼际烫伤植皮术后瘢痕增生、皮缘冗余 3 个月就诊。

【瘢痕评估】

瘢痕分类：增生性瘢痕。

瘢痕分期：未成熟期。

风险分层：瘢痕高风险患者

【诊疗思维】

该患者为深度烧伤，植皮修复创面，为瘢痕高风险患者。

用超脉冲激光切割手具进行皮缘冗余的切除，然后立即开始整个皮片和皮缘切割区的 AFL，每月 1 次，直至瘢痕稳定。实际的时间间隔以瘢痕发展情况和患者自由时间决定。该病例相关表现见图 4-369 至图 4-371。

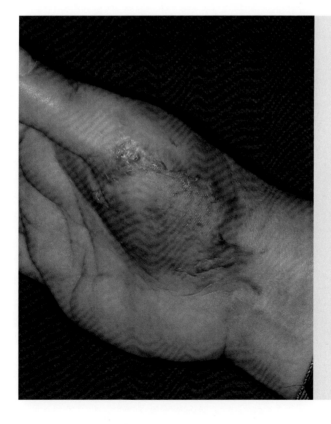

◀ 图 4-369　AFL 及超脉冲激光切割手术前（伤后 3 个月）

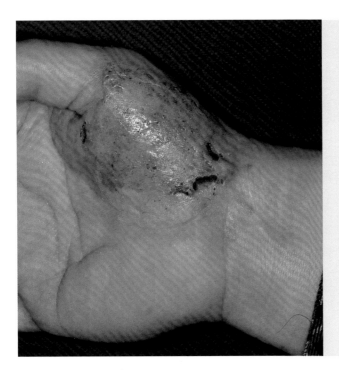

◀ 图 4-370　第 1 次 AFL 术后即刻（超脉冲激光切割手术术后即刻行 AFL）

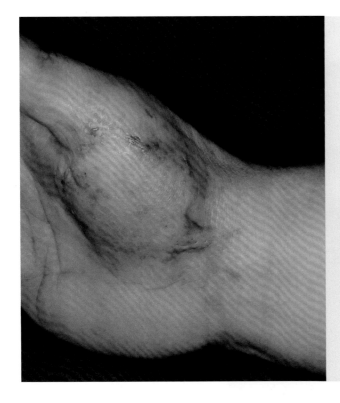

◀ 图 4-371　第 2 次 AFL 术前（间隔 4 个月）

【编者点评】

　　有学者认为激光切割皮肤相对于手术刀的切割更不易诱导瘢痕增生，植皮皮片边缘的冗余可以应用超脉冲激光切割手具进行切除，切割多余组织的同时可以止血。笔者建议所有植皮区都定期进行 AFL 手术，以尽早抑制皮片的瘢痕增生和皮片挛缩。

病例 61　耳垂及耳周小型增生性瘢痕

老年男性，耳垂及耳后自发产生瘢痕增生伴疼痛 3 年。

【瘢痕评估】

瘢痕分类：增生性瘢痕。

瘢痕分期：增生期。

风险分层：瘢痕高风险患者（感染？耳垂部位）。

【诊疗思维】

自发产生的瘢痕一般与毛囊炎或者局部皮肤感染相关，该老年患者无法记忆起病时情况。按照增生性瘢痕予 AFL+ 复方倍他米松 LADD 定期治疗。治疗过程中密切观察瘢痕的反应，如有增生加重，则缩短治疗间隔，如果反应尚可，可根据患者适当自由安排时间间隔。该病例相关表现见图 4-372 至图 4-378。

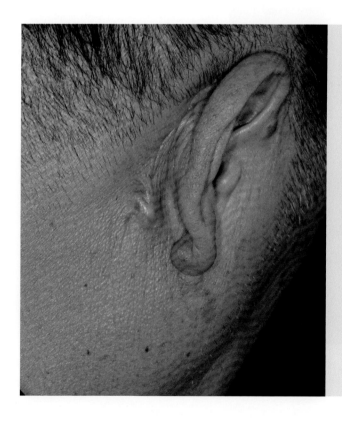

◀ 图 4-372　第 1 次 AFL 术前
（瘢痕产生后 3 年）

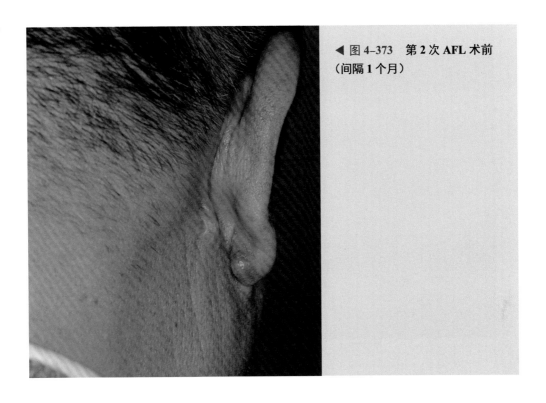

◀ 图 4-373　第 2 次 AFL 术前
（间隔 1 个月）

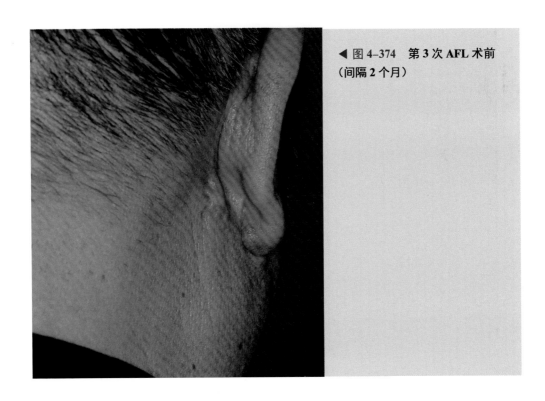

◀ 图 4-374　第 3 次 AFL 术前
（间隔 2 个月）

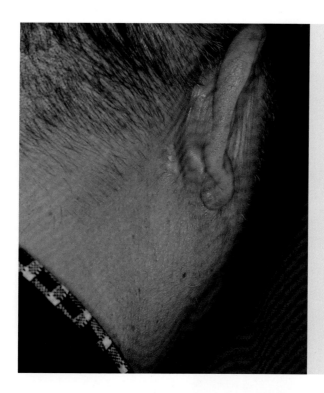

◀ 图 4–375 第 4 次 AFL 术前
（间隔 6 个月）

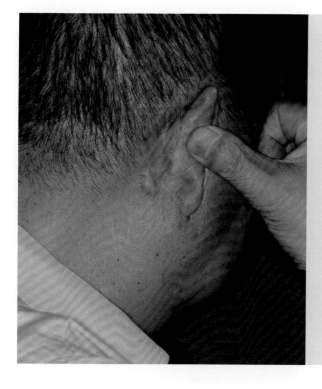

◀ 图 4–376 第 5 次 AFL 术前
（间隔 7 个月）

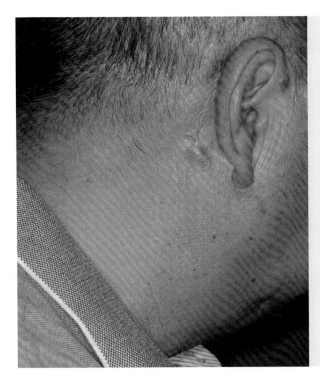

◀ 图 4-377　第 6 次 AFL 术前
（间隔 2 个月）

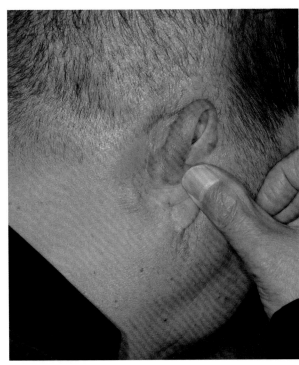

◀ 图 4-378　第 7 次 AFL 术前
（间隔 5 个月）

【编者点评】

　　耳垂由于感染等原因产生的球形、半球形瘢痕经常被认为是瘢痕疙瘩，轻易给予手术＋放射治疗。笔者的经验是，如果患者其他身体部位无瘢痕疙瘩病史，仅耳朵有球形瘢痕，大概率不是瘢痕疙瘩，可先按照增生性瘢痕诊断进行单纯 AFL 或者手术配合 AFL 治疗，密切观察，避免不必要的滥用放射治疗。

青年女性，胸口痤疮瘢痕 10 年就诊。

【瘢痕评估】

瘢痕分类：增生性瘢痕。

瘢痕分期：增生期。

风险分层：瘢痕高风险患者（张力部位，女性）。

【诊疗思维】

胸口毛囊炎或者局部感染导致瘢痕增生为青少年常见疾病，胸口活动牵拉导致此处的瘢痕易持续生长，不易成熟。本例治疗思路是从接诊开始 AFL 联合瘢痕内复方倍他米松溶液注射，如果治疗反应不明显，则每月重复一次上述治疗，如果治疗反应较明显，则可适当延长治疗间隔。不必追求迅速的治疗效果，此处的瘢痕或者瘢痕疙瘩都需要较长的治疗时间。该病例相关表现见图 4-379 至图 4-383。

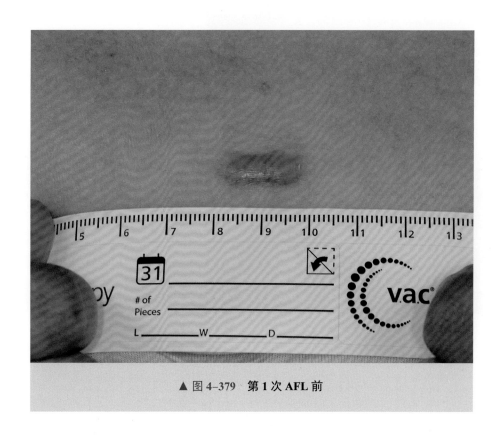

▲ 图 4-379　第 1 次 AFL 前

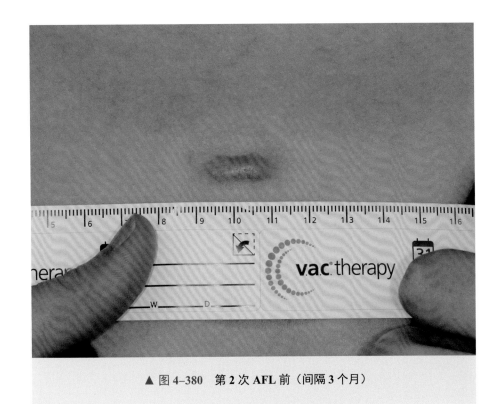

▲ 图 4-380 第 2 次 AFL 前（间隔 3 个月）

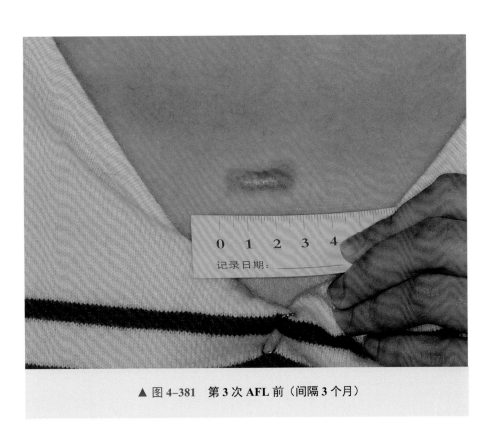

▲ 图 4-381 第 3 次 AFL 前（间隔 3 个月）

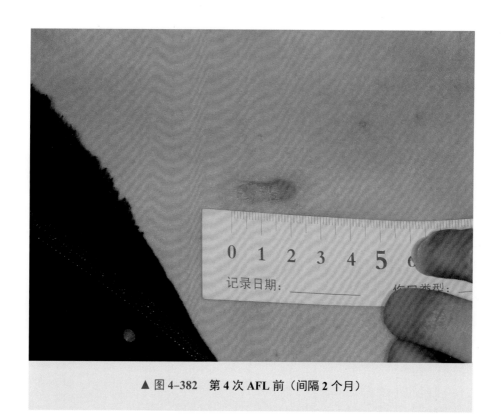

▲ 图 4-382　第 4 次 AFL 前（间隔 2 个月）

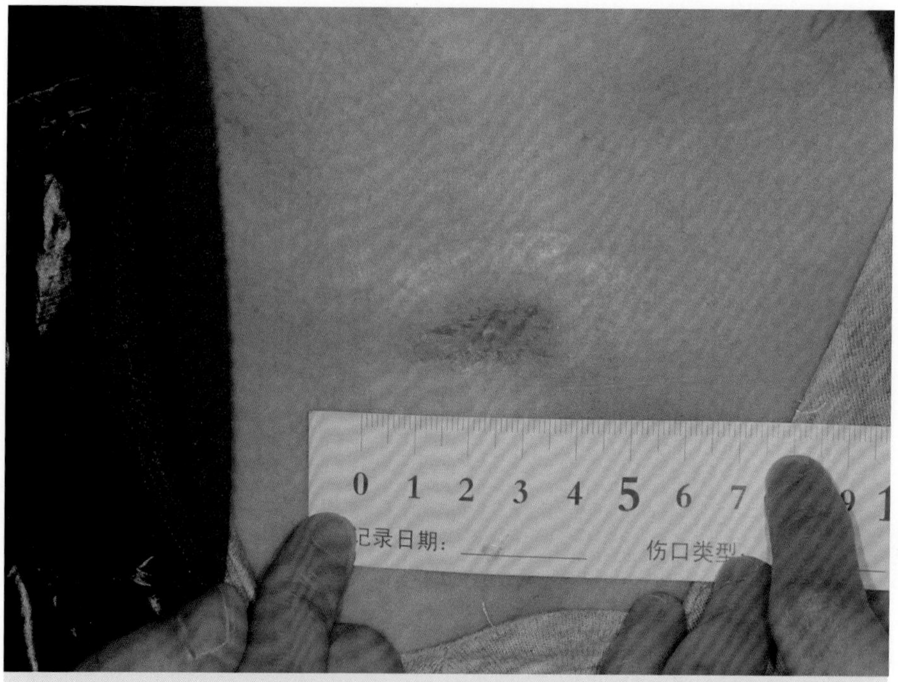

▲ 图 4-383　第 5 次 AFL 前（间隔 8 个月）

【编者点评】

　　AFL 联合瘢痕内复方倍他米松溶液注射治疗瘢痕的效果评价方法是观察瘢痕充血是否减轻，瘢痕表皮纹理是否变明显。有上述两者之一的临床表现都说明治疗反应良好，可以保持目前治疗策略和较长的治疗间隔。当瘢痕高度接近皮肤表面时，要慎用瘢痕内激素注射，容易导致瘢痕内激素注射的不良反应，如皮肤萎缩、血管增生等。此时改用 AFL+ 瘢痕表面的激素导入，或者单独的 AFL 更为安全。

中年男性，胸口瘢痕疙瘩 3 年余就诊。

【瘢痕评估】

瘢痕分类：瘢痕疙瘩。

瘢痕分期：增生期。

风险分层：瘢痕高风险患者（张力部位）。

【诊疗思维】

胸口为瘢痕疙瘩多发部位，与此处张力较大有关。较厚的瘢痕疙瘩直接应用 AFL 治疗效果较慢，甚至不明显。本例治疗策略为先手术切除瘢痕疙瘩，形成 W 形缝合口，分层减张缝合。术后当天开始电子线放射治疗，连续 5 天。拆线后 1 周开始 AFL + 激素 LADD 治疗，每月 1 次，至少 6 次，或者延长至瘢痕稳定。该病例相关表现见图 4-384 至图 4-386。

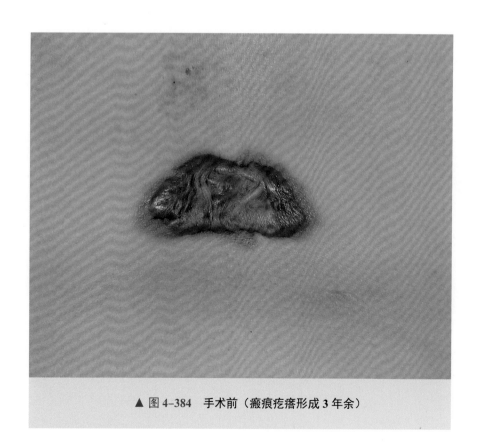

▲ 图 4-384　手术前（瘢痕疙瘩形成 3 年余）

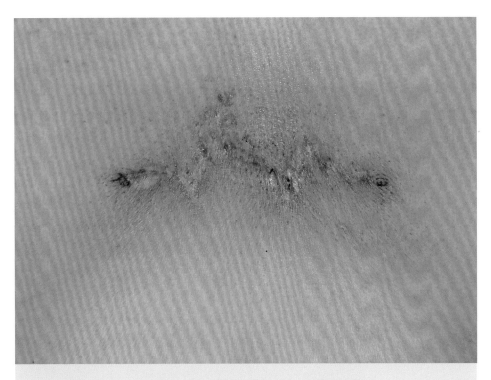

▲ 图 4-385　第 1 次 AFL 前（手术后 3 周）

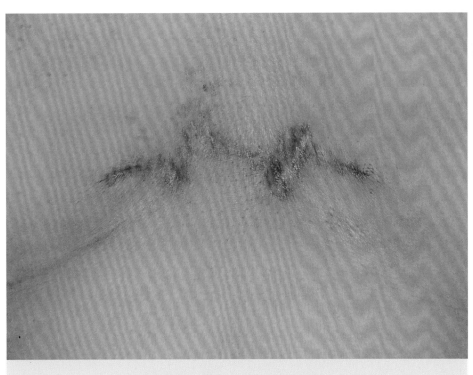

▲ 图 4-386　第 2 次 AFL 术前（间隔 1 个月）

【编者点评】

　　成年人单发的瘢痕疙瘩推荐治疗方案为手术加术后放疗，但并不是放疗后手术切口一定会不再瘢痕增生。放疗后给以 AFL + 激素 LADD 治疗，每月 1 次，既防治了瘢痕的继续增生，又保证了患者定期的回访，避免了患者失联导致的"复发"。编者认为，一次完整的瘢痕疙瘩治疗周期应包括手术 + 放疗 + 术后 0.5～1 年的随访 + 抗瘢痕治疗（可优先应用以 AFL 为主线的抗瘢痕治疗方案）。尽管临床和文献中都声称瘢痕疙瘩治疗后的"复发"率比较高，请读者一定要理解，未完成一个完整治疗周期的"复发"不是真正的"复发"，而是治疗不彻底。

附录　中国临床瘢痕防治专家共识 *

中国临床瘢痕防治专家共识制定小组

瘢痕是各种皮肤损伤所引起的正常皮肤组织外观形态和组织病理学改变的统称，是人体创伤修复过程中必然的产物。伤口愈合过程中，各种原因导致的胶原的合成代谢与降解代谢之间的平衡被破坏即可形成病理性瘢痕。瘢痕从外观和机体功能方面均可给患者带来心理和生理上的痛苦，严重者甚至影响患者自信心，使其产生自卑心理。因此，无论在烧创伤科、整形科还是皮肤科，瘢痕都是临床上高度关注的焦点。

瘢痕客观可靠的评判方法和防治措施是临床热点问题。而治疗方面，多数治疗方法已经在过去20年的使用中得到了一定的效果证实，但是很少在有对照组的前瞻性调查中得到支持，甚至部分方法缺乏安全性资料。许多新治疗方法在小样本实验中早期有疗效，但在大样本的长期随访中没有得到证实。近年来对于伤口愈合和瘢痕形成的认识不断加深，瘢痕治疗的大量临床经验的积累，新型制剂及新的治疗方式的研发应用，尤其是新兴技术颠覆了一些传统治疗理念，因而需要建立安全有效并能够在常规临床医疗实践中应用的标准化瘢痕处理方案，以指导临床治疗。

2002 年，由美国、意大利和德国等国家的专家组成的国际瘢痕管理顾问小组在 Dermatologic Surgery 首次发表了《国际临床瘢痕管理推荐意见》，2014 年该小组在该杂志上发表了《国际临床瘢痕管理推荐意见（更新版）》，通过评估新的循证证据，对有大量数据支持如博莱霉素、洋葱提取物、丝裂霉素和咪喹莫特等新兴治疗方式给予了肯定 [1]。较多研究发现，肤色越深，产生瘢痕疙瘩的风险越高 [2, 3]，亚洲人比高加索人更易患增生性瘢痕 [4]。这提示欧美人种和亚洲人种瘢痕的形成机制有很大不同。从愈合过程来说，亚洲人的伤口愈合期间成纤维细胞增殖增加，胶原合成增加，这导致亚洲人在遭受皮肤创伤后更易导致瘢痕增生和色素沉着，同时瘢痕成熟所需的时间更长（瘢痕充血的时间较长）[2, 3]。因此，上述针对欧美人种编写的《国际临床瘢痕管理推荐意见》不完全适合亚洲人。本次共识借鉴针对欧美人种编写的《国际临床瘢痕管理推荐意见（更新版）》，以循证医学证据为基础，结合中国国情和临床实际，经中国临床瘢痕防治专家共识制定小组广泛讨论，提出了符合国内应用的瘢痕防治指南建议，以规范我国的瘢痕临床治疗，促进瘢痕临床治疗水平的提高。

---

*. 本文引摘自中华损伤与修复杂志（电子版），2017,12（6）：401–408.

一、对瘢痕形成的认识

瘢痕是各种创伤后所引起的正常皮肤组织的外观形态和组织病理学改变的统称。适度的瘢痕形成，是机体修复创面正常的表现，是人体自卫体系的一个重要组成部分。但过度的瘢痕增生则是一种病态表现。瘢痕形成机制虽未完全清楚，但相关认知探索在微观和宏观两方面均得以不断深化。微观方面不仅涉及细胞（成纤维细胞、肌成纤维细胞、肥大细胞、中性粒细胞等）、细胞因子（转化生长因子 -β、肿瘤坏死因子 -α、血管内皮生长因子等）、细胞外基质（胶原的代谢与排列失常、糖胺聚糖的改变等）等成分的相互作用，组织空间结构（修复细胞间形成的空间调控网络等）的三维层面也可能参与瘢痕形成的全过程[5]。而宏观方面的因素对瘢痕的形成也有着极大影响，包括患者个体的人口学特征（种族、性别、年龄等），以及外在因素（伤情、手术切口等治疗因素）等[6]。多维度、多层面的复杂因素造成了瘢痕形成的复杂性、多元性。因此，对临床工作者而言，对瘢痕形成过程的深入理解是必要的，它可以为医务工作者科学地进行瘢痕分类、有的放矢地进行瘢痕治疗提供重要的参考，为更有效的瘢痕临床防治奠定基础。

二、瘢痕的分类

关于瘢痕的分类，目前临床上尚无统一的方法。

根据颜色、质地、感觉的不同，瘢痕分为未成熟瘢痕和成熟瘢痕。未成熟瘢痕多指伤口愈合后早期，局部瘢痕颜色红，表面可见扩张的毛细血管，厚度可达数毫米到数厘米，表面粗糙，质地较硬，弹性差，可存在瘙痒、疼痛等明显不适。瘢痕生长具有一定的时程，一般 1 年左右，长者则需要数年可达到成熟期，颜色与周围皮肤近似，表面不见扩张的毛细血管，厚度变薄，质地变软，不适症状消失，称为成熟瘢痕或瘢痕的成熟期[7]。

根据解剖形态的不同，瘢痕可分为增生性瘢痕、瘢痕疙瘩、萎缩性瘢痕和瘢痕癌。增生性瘢痕是临床最为常见的瘢痕类型，可基于临床特点进一步细分。线性增生性瘢痕（如手术、外伤引起）和广泛生长的增生性瘢痕（如烧伤、创伤引起）是临床常见的亚类别[7]。瘢痕疙瘩则是一种特殊类别的病理性瘢痕，表现为高出正常皮肤表面、超出原始损伤范围、呈持续性生长的肿块，质地较硬，弹性较差，可伴有瘙痒或疼痛，具有治疗抵抗和治疗后高复发率的肿瘤类疾病的特征。瘢痕疙瘩按其发病机制大致可以分为"炎症型"和"肿瘤型"两大类，前者通常以明显充血伴有痛痒症状为主要临床特征；后者表现为充血不显著、色暗和明显隆起的块状物，类似肿瘤。萎缩性瘢痕临床上表现为皮肤凹陷，它是一种由于皮肤胶原纤维缺失或皮下纤维挛缩而诱发的皮肤萎缩，可见于痤疮感染、外伤之后[8]。瘢痕癌则是发生于瘢痕皮肤且具有一定侵袭性的恶性肿瘤，亦称马乔林溃疡（Marjolin's ulcer）。烧伤所致的瘢痕癌在临床中最常见。

三、瘢痕的评估

有效的瘢痕评估可指导临床治疗，以减少临床工作中的盲目性，有目的性地观察瘢痕的发展趋势及最后结果，解除患者对瘢痕转归的担心。当前常用评估工具如下所述。

（一）温哥华瘢痕量表（Vancouver scar scale, VSS）[9]

VSS 是目前国际上较为通用的瘢痕评定方法，该量表不需要借助特殊的设备，仅依靠测试者的肉眼观察，徒手触诊患者瘢痕，从色泽、厚度、血管分布和柔软度 4 个方面进行测定，具有操作简单，内容较全面的特点，在国外广泛应用于烧伤后增生性瘢痕的评估。具体内容见表 1。

表 1　VSS 内容

参　数	内　容	分值（分）
色泽	色泽与正常皮肤近似	0
	色泽较浅	1
	混合色泽	2
	色泽较深	3
厚度	正常	0
	小于 1mm	1
	大于或等于 1mm 且小于或等于 3mm	2
	大于 3mm 且小于或等于 4mm	3
	大于 4mm	4
血管分布	瘢痕红润程度与正常皮肤近似	0
	肤色偏粉红	1
	肤色偏红	2
	肤色呈紫色	3
柔软度	正常	0
	柔软（最小压力能使皮肤变形）	1
	柔顺（在压力下能变形）	2
	质硬（呈块状，不能变形，有对抗阻力）	3
	弯曲（呈绳状，伸展时会退缩）	4
	挛缩（永久性短缩导致残废与畸形）	5

（二）视觉模拟量表（visual analogue scale，VAS）[10]

VAS 是基于图像的评分体系，针对血液供应、色素沉着、患者可接受性、观察者的舒适度、外形等分别进行评分，将各项评分相加得出总分。分数越高，瘢痕越严重。该量表表现出对观察者的高度依赖性，具有中等可信度。

（三）患者与观察者瘢痕评估量表（patient and observer scar assessment scale，POSAS）[11]

POSAS 包括观察者量表和患者量表，见图 1 。

1 = 正常皮肤									10 = 最差情况
参数	1	2	3	4	5	6	7	8	9	10
血管分布										
色泽										
厚度										
粗糙度										
柔软度										
表面积										
总体评价										

	1 = 否，完全没有								10 = 是，完全如此
	1	2	3	4	5	6	7	8	9	10
过去几周，瘢痕是否疼痛？										
过去几周，瘢痕是否瘙痒？										
	1 = 否，与正常无异								10 = 是，差异很大
	1	2	3	4	5	6	7	8	9	10
瘢痕颜色是否与你的正常皮肤存在差异？										
瘢痕硬度是否与你的正常皮肤存在差异？										
瘢痕厚度是否与你的正常皮肤存在差异？										
瘢痕是否较你的正常皮肤更为不规则？										
	1 = 与正常无异								10 = 差异很大
	1	2	3	4	5	6	7	8	9	10
相比于正常皮肤，你对瘢痕的总体评价										

▲ 图 1 　POSAS 内容

观察者量表的 6 项评分内容为：血管分布、色泽、厚度、表面粗糙程度、柔软度和表面积。患者量表的 6 项评分内容为：疼痛程度、瘙痒程度、颜色、厚度、柔软度和自我观感[12]。POSAS 的主要优势在于纳入患者自评项目。

世界范围内，新的瘢痕评估工具不断出现并得到应用，但以上 3 种评估体系目前仍是接受范围最广的。

需要注意的是，专家小组一致认为：当前量表主观判断参数所占权重偏大，临床应用存在短期精细评估受限、长期判断一致性不足等问题。随着影像技术的发展，一些高精度、高分辨率影像学工具的应用，可对瘢痕颜色、质地、厚度进行相对客观测量，有助精确评价瘢痕。但目前测量仪器设备局限性较大，期待未来的提升和改进。因此，仍推荐常规采用国际评估工具，但可适当增加客观指标所占权重，有条件的单位可以根据具体情况借助影像学工具实现客观测量与评估。

四、瘢痕的防治

（一）防治的原则

1. 早期干预

瘢痕发生的确切机制尚不清楚，对于瘢痕形成后治疗尚无理想方法。因此，对瘢痕的早期干预意义重大。对瘢痕的早期干预主要是指从上皮覆盖创面后瘢痕组织开始形成时即介入并采取一定的控制措施；包括瘢痕形成前和形成期两个阶段的管理。早期干预的目的在于降低瘢痕进一步发展的风险，即尽量去除各种造成瘢痕增生的因素，抑制瘢痕的生长。有大量数据支持，硅酮制剂、压力治疗和外用药物（如洋葱提取物制剂及某些中药外用制剂）等单一或者联合应用是瘢痕早期干预的有效方法，可改善瘢痕症状及外观，且耐受性良好[13-15]。

2. 联合治疗

瘢痕因其复杂的形成机制和持续的进展过程，单一治疗方案的疗效常不明显。经验和部分证据提示，将各种有效方法进行合理地联合应用，包括不同机制、不同类别的治疗方案联用（如硅酮制剂和洋葱提取物制剂之间联用、药物联合手术、药物联合激光治疗等），效果更优[16-18]。但最为理想的联合方案仍有待进一步研究、明确。随着临床技术发展，瘢痕防治方法还会有进一步更新，也必将促进瘢痕防治策略的改进。

3. 充分治疗

瘢痕的发生发展是一个渐进和长期的病理过程，需要一个持续、充分的治疗过程。定期评估是整个治疗过程的关键环节，一方面对瘢痕生长情况进行评定；另一方面对前期治疗进行评估、分析。应基于评估结果持续、动态治疗，直至获得满意疗效。

（二）瘢痕的预防

瘢痕的预防应从创伤发生时开始，目的是减少瘢痕发生，其重要性不亚于治疗。临床应当评价瘢痕形成的风险，并基于风险分层采取相应的预防措施。

1. 瘢痕形成的风险评估

目前尚缺乏界定瘢痕危险分层的大规模证据，临床进行风险评估时可谨慎考量影响瘢痕形成的相关危险因素，进而对患者形成瘢痕的风险进行分层。女性、年龄较小[19]、伤口或创口较深、全层损伤、创伤或烧伤面积较大[20]、张力部位[19]、愈合时间较长（3周以上）、酸烧伤[21]、反复破溃、感染以及多次手术、网状植皮[19]、术后感染、既往不合理治疗等医源性因素，均是临床上认可或临床研究中证实的瘢痕危险因素。

专家小组成员一致认为，既往存在病理性瘢痕，或接受术后瘢痕发生率高的手术，如胸、颈部手术，或存在病理性瘢痕家族史，或合并大于等于1种以上上述危险因素（除性别和年龄因素）的个体可视为瘢痕形成高风险患者。既往不存在病理性瘢痕，未接受胸、颈部手术，无病理性瘢痕家族史，且不存在上述除性别和年龄以外的危险因素的个体可视为瘢痕形成低风险患者。介于二者之间的，则视为瘢痕形成中风险患者。

2. 瘢痕形成的预防措施

包括瘢痕形成前的预防和瘢痕形成期的预防。形成前的预防主要是从创面处理和手术操作两方面着手。优化创面处理，预防瘢痕形成的重点在于预防和控制感染，给创面愈合创造良好的条件，尽早封闭创面。手术操作相关的主要预防措施为无菌原则、无（微）创技术、无张力、无异物、无死腔、手术时机合适及手术方法得当。瘢痕形成期采取一些措施对瘢痕的生长仍会有一定的抑制作用，可降低瘢痕形成的程度，减少瘢痕对机体造成的危害。主要方法有：压力治疗、药物疗法、放射疗法、光电技术疗法和功能康复综合疗法，需评估患者瘢痕形成风险，进一步选择不同预防措施。具体推荐意见总结如下。

(1) 高风险患者

推荐意见1：推荐将硅酮制剂、压力治疗在创面愈合（上皮化）后尽早合理联合使用，建议使用至瘢痕稳定成熟。

推荐意见2：用于活动度大、面部或潮湿地区，硅凝胶制剂可能优于硅胶片。

推荐意见3：洋葱提取物制剂、相应中药制剂等药膏状药物可能较硅胶片及压力治疗具有更好的依从性。

推荐意见4：对于小面积瘢痕但预防效果不佳、瘢痕发展迅猛的病例，可反复联合使用瘢痕内局部注射糖皮质激素。

推荐意见5：对于大面积烧伤患者，除上述预防方案外，建议定期联合应用光电技术多次治疗。

推荐意见6：对于充血严重的瘢痕，除上述预防方案外，可联合应用光电技术治疗。

(2) 中风险患者

推荐意见1：推荐硅酮制剂、洋葱提取物制剂、压力治疗和某些中药外用制剂单用或联合应用。

推荐意见2：可根据患者受伤部位、经济情况、文化层次选择患者较易长期坚持的预防方法。

(3) 低风险患者

推荐意见 1：建议患者遵循规范的卫生习惯即可。

推荐意见 2：如患者担心瘢痕形成，可使用硅酮制剂、洋葱提取物制剂、某些中药外用制剂等。

(4) 其他注意事项

日光紫外辐射对瘢痕组织美观度影响的证据极少。然而，有一项研究显示，术后日光暴露可使瘢痕外观恶化[22]。临床相关的动物模型研究显示，防晒霜是避免皮肤直接暴露于日光时的主要保护手段[23]。建议瘢痕愈合阶段不应暴露于日光下，需注意防晒。

3. 瘢痕癌的预防

由于瘢痕反复溃疡易诱发瘢痕癌，建议对反复溃疡、经久不愈的瘢痕及瘢痕化的慢性创面尽早进行皮肤活检，明确病灶病理性质，为制订治疗方案提供依据。建议对反复溃疡、经久不愈的瘢痕及瘢痕化的慢性创面尽早采取手术治疗，切除瘢痕，采用植皮、皮瓣方法彻底修复创面。

（三）瘢痕的治疗

瘢痕的治疗方式的选择主要取决于瘢痕分类、患者瘢痕史（包括既往治疗失败或成功史）、治疗依从性等。此外，患者瘢痕常见症状如疼痛、瘙痒则可能需要其他特殊治疗或辅助治疗。现有的瘢痕治疗方式和药物主要包括：体表外用制剂（洋葱提取物、丝裂霉素 C、咪喹莫特），局部注射治疗（博来霉素、糖皮质激素、5-氟尿嘧啶），物理疗法（硅酮制剂、放射治疗、冷冻疗法、压力治疗、黏性微孔低致敏性纸胶带），手术治疗和光电技术治疗（强脉冲光、脉冲染料激光、点阵激光、射频消融）等。各种治疗方案详细介绍见附录。

1. 增生性瘢痕的治疗

增生性瘢痕的治疗基于临床常见的未成熟或红色增生性瘢痕、手术或外伤引起的线性增生性瘢痕、烧伤后增生性瘢痕进行方案推荐。

(1) 未成熟或红色增生性瘢痕

推荐意见 1：建议使用硅酮制剂、低致敏性纸胶带和含洋葱提取物制剂进行预防性治疗。

推荐意见 2：采用预防措施后增生性瘢痕仍持续发红（时间超过 1 个月），应采用线性增生性瘢痕处理方法［详细见下文（2）手术或外伤引起的线性增生性瘢痕的治疗推荐］或激光治疗，包括脉冲染料激光治疗和点阵激光治疗。

(2) 手术或外伤引起的线性增生性瘢痕

推荐意见 1：线性增生性瘢痕增生期首选治疗方案包括硅酮制剂、脉冲染料激光或点阵激光治疗。点阵激光也可用于线性增生性瘢痕成熟期的治疗，剥脱性点阵激光效果优于非剥脱性点阵激光。

推荐意见 2：硅酮制剂治疗一段时间无效或效果不理想，或瘢痕增生较为严重、出现瘙痒症状，上述一种或者两种情况同时出现时，可采用局部注射糖皮质激素或 5-氟尿嘧啶辅助治疗。

推荐意见 3：压力治疗可作为首选治疗不能缓解时的联用方案，其单独应用效果一般不显著。

推荐意见 4：较长时间（如 12 个月）的保守治疗无效，可采用手术切除。术后应按照瘢痕形成风险分层，采用相应措施预防复发。

推荐意见 5：当瘢痕收缩过度造成挛缩，引起功能性障碍时应考虑手术松解。Z- 成形术或 W- 成形术有助于减少瘢痕张力、减少复发风险。波浪形切口法或 S- 成形术也可用于线性增生性瘢痕的重建，效果良好。

推荐意见 6：植皮或局部皮瓣移植可用于治疗较大面积的线性增生性瘢痕。建议术后采用辅助治疗预防复发，但尚无单一方法可以作为首选治疗方案。

推荐意见 7：对于严重瘢痕，治疗方案包括：①手术切除联合连续数月逐层注射曲安奈德，每个月 1 次注射糖皮质激素；②每个月 1 次皮损内注射 5- 氟尿嘧啶和糖皮质激素，以及新的药物制剂，如博来霉素或丝裂霉素 C。

(3) 烧伤后增生性瘢痕

推荐意见 1：广泛烧伤的患者应在专业烧伤科进行治疗及护理。一旦创面形成完整稳定的上皮，应开始瘢痕的预防和治疗。

推荐意见 2：硅酮制剂是首选治疗方案，可与压力治疗、洋葱提取物制剂联合使用。

推荐意见 3：应重视激光治疗在烧伤、创伤性瘢痕早期防治中的合理应用。①对于烧伤、创伤性瘢痕患者出现红斑，应尽早开展激光治疗。但临床应谨慎评估愈合、挛缩和急性溃疡等情况并给予相关处理。②点阵激光（包括剥脱性点阵激光和非剥脱性点阵激光）治疗可与血管激光（脉冲染料激光、钕：钇 – 铝 – 石榴石激光、钾 – 钛氧磷酸盐激光、强脉冲光）交替或同期联合使用。③剥脱性点阵激光疗程较非剥脱性点阵激光短。④烧创伤瘢痕的激光治疗推荐方案见图 2 [24]。

推荐意见 4：烧伤瘢痕的防治体系复杂，处理需个体化，应联合治疗或采用替代疗法。硅胶片、个体化压力治疗，按摩 / 理疗或联合治疗，涂抹糖皮质激素，激光治疗，手术治疗。可加用按摩、水胶体及抗组胺剂缓解瘙痒症状。

2. 瘢痕疙瘩的治疗

专家小组成员认为，与欧美患者相比，我国瘢痕疙瘩患者通常具有较为严重的瘢痕体质倾向，疾病发展更迅速、程度更严重和复发倾向更明显。我国医学界同行基于临床实践提出具有我国特色、临床疗效明确的治疗方案和策略，主要治疗原则如下。

推荐意见 1：首先考虑患者的年龄因素，制订治疗方案时应区分成人和儿童患者。所有的治疗共识主要用于成人患者，儿童患者需要参照儿童专用的治疗原则。

推荐意见 2：手术切除预防复发是瘢痕疙瘩临床治疗中的优先手段。术后采用抗张力治疗、放射治疗和抗肿瘤化学药物注射治疗可很大程度上控制复发。对于超大面积瘢痕疙瘩，手术切除后无法直接闭合伤口者，可考虑辅以皮瓣、扩张器或植皮方法来修复创面。

推荐意见 3：非手术治疗可作为小型瘢痕疙瘩和"炎症型"瘢痕疙瘩的优先治疗手段。建议采用以包括糖皮质激素在内的混合药物注射治疗为主，并联合其他治疗方案预防复发。

推荐意见 4：抗肿瘤化学治疗药物应成为瘢痕疙瘩注射治疗和预防复发的重要药物。推荐

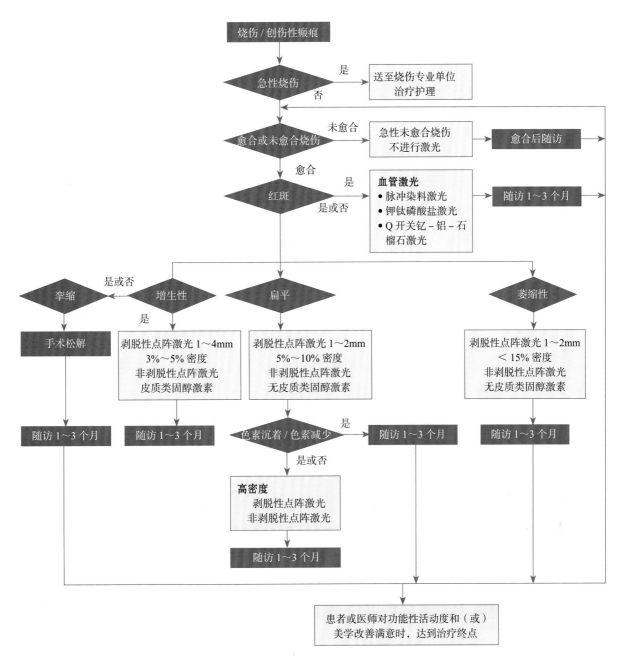

▲ 图 2　烧创伤瘢痕的激光治疗的推荐方案

5- 氟尿嘧啶作为首选的注射治疗药物。

推荐意见 5：放射治疗是预防瘢痕疙瘩切除术后复发的首选方法。

推荐意见 6：儿童瘢痕疙瘩治疗应该以保守物理治疗为优先的治疗手段。

3. 萎缩性瘢痕的治疗

专家小组成员认为，萎缩性瘢痕的治疗方案选择应基于瘢痕所处部位及初始伤 / 原发病。就萎缩性瘢痕总体而言，光电技术治疗、局部注射、手术切除和外用药物是目前可选的治疗方案，但现有临床证据尚不足以支持专家小组对其中任一方案给出优先推荐。具体到临床治疗需求较为集中的痤疮感染后萎缩性瘢痕，证据数量和专家经验累积相对丰富，推荐如下。

推荐意见1：萎缩性痤疮瘢痕的治疗，一般需多种方法联合应用才能达到满意的效果。

推荐意见2：激光治疗可作为萎缩性痤疮瘢痕治疗的首选方案，其中点阵激光治疗临床疗效较好。

推荐意见3：以凹陷为主要症状的萎缩性痤疮瘢痕患者可采用注射填充治疗。

推荐意见4：化学剥脱术和手术切除，均涉及较为复杂的方案选择，如术式、精细化操作、剥脱剂选择等，需要结合患者基线情况与治疗者个人经验方可制订适宜的个体化治疗方案。

4. 瘢痕癌的治疗

手术是瘢痕癌最有效的治疗方式，包括截肢术和病灶扩大切除术。术前应明确瘢痕癌是否有远隔部位转移。手术切除后的创面修复应选择个体化方案，考虑因素包括瘢痕癌的部位、面积、深度、患者情况及治疗者的经验等。

五、展望

瘢痕是一项国际性难题，对瘢痕的评估和治疗是一个完整的、连续的过程。针对不同的个体，在不同的阶段做出正确的评估是决定相应治疗手段的基础，而推出一种稳定、有效、方便、可重复性强的瘢痕评估方法将进一步推动瘢痕的深入研究。而随着瘢痕研究的不断深入，新的治疗理念和技术的不断成熟无疑将为瘢痕的治疗带来新的希望，对于瘢痕防治的指导建议也会随之更新。鉴于共识是学术指导文件，循证是重要依据，具有丰富循证基础的治疗方案是本次共识推荐的主体。此外，中医药作为祖国传统文化瑰宝，在临床应用也有较多病例资料和较长历史，期待后续能有更多相应研究，针对疗效、安全性进行更多验证。

参考文献

[1] Gold M H, McGuire M, Mustoe T A, et al. Updated international clinical recommendations on scar management: part 2-algorithms for scar prevention and treatment[J]. Dermatol Surg, 2014,40(8):825–831.

[2] Sykes J M. Management of the aging face in the Asian patient[J]. Facial Plast Surg Clin North Am, 2007,15(3):353–360.

[3] McCurdy J J. Considerations in Asian cosmetic surgery[J]. Facial Plast Surg Clin North Am, 2007,15(3):387–397.

[4] Soltani A M, Francis C S, Motamed A, et al. Hypertrophic scarring in cleft lip repair: a comparison of incidence among ethnic groups[J]. Clin Epidemiol, 2012,4:187–191.

[5] Huang C, Murphy G F, Akaishi S, et al. Keloids and hypertrophic scars: update and future directions[J]. Plast Reconstr Surg Glob Open, 2013,1(4):e25.

[6] 蔡景龙. 对瘢痕形成与防治的认识[J]. 中华损伤与修复杂志(电子版), 2010,5(05):573–577.

[7] Gold M H, McGuire M, Mustoe T A, et al. Updated international clinical recommendations on scar management: part 2-algorithms for scar prevention and treatment[J]. Dermatol Surg, 2014,40(8):825–831.

[8] Patel L, McGrouther D, Chakrabarty K. Evaluating evidence for atrophic scarring treatment modalities[J]. JRSM Open, 2014,5(9):441765227.

[9] van der Wal M B, Verhaegen P D, Middelkoop E, et al. A clinimetric overview of scar assessment scales[J]. J Burn Care Res, 2012,33(2):e79–e87.

[10] Fearmonti R, Bond J, Erdmann D, et al. A review of scar

scales and scar measuring devices[J]. Eplasty, 2010,10:e43.

[11] Draaijers L J, Tempelman F R, Botman Y A, et al. The patient and observer scar assessment scale: a reliable and feasible tool for scar evaluation[J]. Plast Reconstr Surg, 2004,113(7):1960–1965, 1966–1967.

[12] van der Wal M B, Tuinebreijer W E, Bloemen M C, et al. Rasch analysis of the Patient and Observer Scar Assessment Scale (POSAS) in burn scars[J]. Qual Life Res, 2012,21(1):13–23.

[13] Li–Tsang C W, Lau J C, Choi J, et al. A prospective randomized clinical trial to investigate the effect of silicone gel sheeting (Cica–Care) on post–traumatic hypertrophic scar among the Chinese population[J]. Burns, 2006,32(6):678–683.

[14] Steinstraesser L, Flak E, Witte B, et al. Pressure garment therapy alone and in combination with silicone for the prevention of hypertrophic scarring: randomized controlled trial with intraindividual comparison[J]. Plast Reconstr Surg, 2011,128(4):306e–313e.

[15] Ho W S, Ying S Y, Chan P C, et al. Use of onion extract, heparin, allantoin gel in prevention of scarring in chinese patients having laser removal of tattoos: a prospective randomized controlled trial[J]. Dermatol Surg, 2006,32(7):891–896.

[16] Mutalik S. Treatment of keloids and hypertrophic scars[J]. Indian J Dermatol Venereol Leprol, 2005,71(1):3–8.

[17] Koc E, Arca E, Surucu B, et al. An open, randomized, controlled, comparative study of the combined effect of intralesional triamcinolone acetonide and onion extract gel and intralesional triamcinolone acetonide alone in the treatment of hypertrophic scars and keloids[J]. Dermatol Surg, 2008,34(11):1507–1514.

[18] Hosnuter M, Payasli C, Isikdemir A, et al. The effects of onion extract on hypertrophic and keloid scars[J]. J Wound Care, 2007,16(6):251–254.

[19] Gangemi E N, Gregori D, Berchialla P, et al. Epidemiology and risk factors for pathologic scarring after burn wounds[J]. Arch Facial Plast Surg, 2008,10(2):93–102.

[20] van der Wal M B, Vloemans J F, Tuinebreijer W E, et al. Outcome after burns: an observational study on burn scar maturation and predictors for severe scarring[J]. Wound Repair Regen, 2012,20(5):676–687.

[21] Das K K, Olga L, Peck M, et al. Management of acid burns: experience from Bangladesh[J]. Burns, 2015,41(3):484–492.

[22] Due E, Rossen K, Sorensen L T, et al. Effect of UV irradiation on cutaneous cicatrices: a randomized, controlled trial with clinical, skin reflectance, histological, immunohistochemical and biochemical evaluations[J]. Acta Derm Venereol, 2007,87(1):27–32.

[23] Brown R J, Lee M J, Sisco M, et al. High–dose ultraviolet light exposure reduces scar hypertrophy in a rabbit ear model[J]. Plast Reconstr Surg, 2008,121(4):1165–1172.

[24] Anderson R R, Donelan M B, Hivnor C, et al. Laser treatment of traumatic scars with an emphasis on ablative fractional laser resurfacing: consensus report[J]. JAMA Dermatol, 2014,150(2):187–193.

附：瘢痕治疗方式及药物介绍

（一）体表外用制剂

1. 洋葱提取物制剂

有效成分为洋葱提取物、肝素钠、尿囊素。以上活性成分具有抗炎、止痒、软化胶原蛋白、抑制纤维细胞增殖、促进创面愈合、促进上皮化等作用。作用机制是通过介导黄酮类化合物槲皮素和山奈酚，抑制成纤维细胞增殖和胶原蛋白合成，进而减少瘢痕增生。多项随机对照研究证实，洋葱提取物制剂可改善瘢痕外观如色素沉着，症状如疼痛、瘙痒等。可联合激光治疗、病灶内注射激素等，效果更佳。

2. 丝裂霉素C

多为小样本量及非对照研究，研究方法变异性大，关于增生性瘢痕的实验数据较少，多数为手术后的临床经验总结。

3.咪喹莫特

属咪唑喹啉类化合物，是一个小分子免疫调节剂，但临床前研究提示本品可能通过诱导体内包括肿瘤坏死因子 -α 在内的细胞因子而产生抗病毒活性。耳廓、胸壁、颈部的复发率不一。浓度 5% 的乳霜可有效预防耳廓瘢痕疙瘩切除后复发。

（二）局部注射治疗

1.氟尿嘧啶

临床疗效同脉冲染料激光治疗或局部注射曲安奈德，但不良反应更少；与局部注射曲安奈德相比，氟尿嘧啶的改善作用更显著；与其他治疗方式联合应用可提高疗效。

2.局部注射糖皮质激素

作为瘢痕疙瘩的一线治疗方式，增生性瘢痕的二线治疗，可与其他治疗方法联合应用，提高疗效。低剂量可能减少不良反应，如皮肤萎缩、毛细血管扩张、色素缺失等。

3.博来霉素

数项小样本量及非对照研究证实其可治疗皮肤瘢痕，疗效良好。多数患者瘢痕变平或消退，疼痛减轻。

（三）物理疗法

1.硅酮制剂

临床长期广泛应用，硅凝胶预防高危患者异常瘢痕的获益循证等级较弱，研究方法的质量等级较弱，可能存在大量不确定性。硅凝胶疗效与硅胶片相同或甚至比后者更优。新型硅酮制剂克服了黏贴的问题，适合头颈部使用，可有效预防瘢痕发生并治疗增生性瘢痕。

2.放射治疗

与手术切除联合应用可减少瘢痕疙瘩复发；与冷冻疗法及局部注射糖皮质激素相比不良反应更少，患者满意度更高；根据受损部位调整方案可降低复发率；瘢痕切除术后高剂量体表短程治疗可预防复发。

3.冷冻疗法

仅限较小瘢痕，需要反复治疗，但延长愈合时间，可能引起永久性色素改变，皮肤增生风险和疼痛等。传统冷冻疗法联合皮损内局部注射糖皮质激素可提高治疗小瘢痕疙瘩的疗效。

4.压力治疗

主要基于经验性证据，为烧伤后防治增生性瘢痕的长期标准护理，压力值较高时疗效更优；中重度瘢痕患者临床获益更优。2009 年的一项荟萃分析显示，未改变整体瘢痕评分，仅轻微改善瘢痕厚度。

5.黏性微孔低致敏性纸胶带

用于手术切口瘢痕形成低风险患者，预防增生性瘢痕。

（四）光电技术治疗

应根据瘢痕皮肤色泽（红斑、色素沉着、色素减少），瘢痕类型（增生性、扁平、萎缩性），部位（面部、颈部、四肢）和患者的特征（皮肤分型和共存的疾病）选择合适的激光治疗方法。激光治疗时，需遵循"安全的治疗，应避免过度的热损伤"的原则，采用低密度、小光斑、低脉宽及减少治疗次数；采用较高的脉冲能量时，要减少治疗密度，从而降低瘢痕加重的风险。每次治疗间隔最少2~3个月，直至达到治疗目的和效果不再改善。每例患者的治疗过程变化较大，但多数可接受3~6次治疗。即便是外观相似的瘢痕，设定相同的治疗参数，患者也会因个体差异、创面护理质量不同等原因而临床疗效不同。

1. 强脉冲光治疗

利用激光的选择性光热解作用，即选定的光波被皮肤相应的色素结构吸收并产生作用，对皮损进行无损伤性治疗，因光斑大、受热均匀、不良反应少，痛苦小、恢复时间短等优势，在临床应用较广泛。

2. 脉冲染料激光治疗

脉冲染料激光治疗瘢痕已被广泛接受，增生性瘢痕及瘢痕疙瘩首选585nm脉冲染料激光治疗，个别研究认为595nm脉冲染料激光疗效更优。

3. 点阵激光治疗

可分为剥脱性点阵激光和非剥脱性点阵激光。剥脱性点阵激光主要包括波长10 600nm CO_2点阵激光和波长2940nm铒点阵激光。CO_2点阵激光疗法光穿透能力强、热损伤大，可改善烧伤瘢痕的临床和结构特征，因此，治疗后皮肤重塑疗效好，但持久性红斑和色素沉着等不良反应较常见。2940nm铒点阵激光穿透皮肤能力差，且缺乏止血功能。非剥脱性点阵激光主要是波长1320~1550nm的远红外线激光，此类点阵激光能穿透至真皮深层，刺激皮肤产生新的胶原蛋白，但不引起表皮气化破坏，治疗的同时保留角质层和表皮的完整性。因此，具有治疗后感染概率小，愈合时间短，炎症后色素沉着少等优点，但此类激光的疗效常不如剥脱性点阵激光好。

4. 射频消融治疗

可用于治疗较深的病变，可对瘢痕病变组织进行切割，在被切割组织的内部仅产生相对较小的温度升高，对周围组织的热损伤非常小，损伤范围仅约15μm，而普通电刀或激光的损伤范围一般为500~650μm，具有明显的优势。此外，还具有凝闭瘢痕组织血管，缓解病变局部疼痛、瘙痒等症状的作用。